U0188450

非哺乳期乳腺炎

Non-lactating Mastitis

/ 主编 /

万 华 陆德铭

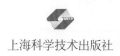

上海科学技术出版社

图书在版编目（CIP）数据

非哺乳期乳腺炎 / 万华，陆德铭主编. -- 上海：
上海科学技术出版社，2022.9
ISBN 978-7-5478-5788-5

Ⅰ. ①非… Ⅱ. ①万… ②陆… Ⅲ. ①乳房炎—诊疗
Ⅳ. ①R655.8

中国版本图书馆CIP数据核字(2022)第142401号

非哺乳期乳腺炎

主编　万　华　陆德铭

上海世纪出版(集团)有限公司
上海　科　学　技　术　出　版　社　出版、发行
（上海市闵行区号景路159弄A座9F-10F）
邮政编码201101　www.sstp.cn
上海颛辉印刷厂有限公司印刷
开本 787×1092　1/16　印张 11.25
字数 200千字
2022年9月第1版　2022年9月第1次印刷
ISBN 978-7-5478-5788-5 / R·2549
定价: 198.00元

内容提要

　　本书是阐述非哺乳期乳腺炎的学术专著。全书通过流行病学、病理、诊疗及预后等方面，系统性地呈现了非哺乳期乳腺炎的疾病特点和国内外诊治进展。本书的内容主要来源于国内外公开发表的非哺乳期乳腺炎临床及基础方面的研究成果，以及上海中医药大学附属曙光医院乳腺科万华教授团队的临床经验和研究成果。

　　全书共分 11 章。主要阐述非哺乳期乳腺炎命名、分类、流行病学、发展过程、病理、生物标记物研究及实验动物模型、临床表现、影像学表现、微创活检及细胞学检查、治疗、预防和预后等。书中附有 3 个病案，利于临床工作者参考借鉴。

　　本书可供临床工作者参阅。

编委会名单

主编

万　华　陆德铭

副主编

吴雪卿　冯佳梅　陈玮黎

编委

（按姓氏笔画排序）

万　华　（上海中医药大学附属曙光医院）

冯佳梅　（上海中医药大学附属曙光医院）

孙佳晔　（上海中医药大学附属曙光医院）

吴雪卿　（上海中医药大学附属曙光医院）

陆德铭　（上海中医药大学）

陈玮黎　（上海中医药大学附属岳阳中西医结合医院）

邵士珺　（上海中医药大学附属曙光医院）

高晴倩　（上海中医药大学附属曙光医院）

谢　璐　（上海中医药大学附属曙光医院）

瞿文超　（上海中医药大学附属曙光医院）

主编简介

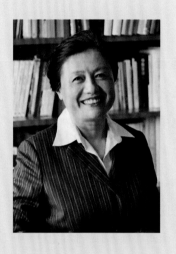

万 华

　　上海中医药大学附属曙光医院主任医师，上海中医药大学教授、博士生导师。曾任上海中医药大学附属曙光医院乳腺科主任，兼中医大外科主任、中医外科教研室主任。现任上海中医药大学附属曙光医院乳腺科督导、中医外科教研室督导，上海市中西医结合学会乳腺病专业委员会主任委员，中华中医药学会外科分会委员，中华中医药学会乳腺病分会委员，上海市中医药学会中医乳腺病分会副主任委员，上海市康复医学会肿瘤康复专业委员会副主任委员，上海市抗癌协会乳腺癌专业委员会委员。

陆德铭

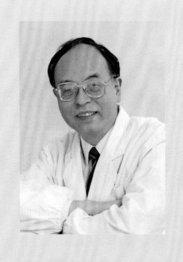

　　上海中医药大学教授、主任医师、博士生导师。上海市名中医、上海中医药大学终身教授，全国老中医药专家学术经验继承指导教师。现任上海市中西医结合学会乳腺病专业委员会顾问。曾任上海中医学院（现上海中医药大学）院长、上海市中医药研究院院长。先后任上海市中医药研究院临床一所乳房病研究室主任、国家教委重点学科上海中医药大学附属龙华医院中医外科学科带头人、上海中医药杂志主编等。

序　言

　　非哺乳期乳腺炎严重影响女性健康和生活质量，其发病率正呈逐年上升趋势，且趋于全年龄化，给社会和家庭带来了很大的负担。规范诊疗对提高本病的诊断和治疗水平具有积极意义。近年来，国内外学者对非哺乳期乳腺炎这一疾病倾注了极大关注，相关的基础和临床研究越来越深入，研究成果不断涌现。《非哺乳期乳腺炎》一书正是在此背景下诞生的。

　　随着影像学的进步和新的分子生物学技术出现，诊断、治疗理念和方法不断发展，目前非哺乳期乳腺炎的诊断准确率、治愈率得到了很大的提高，复发率显著降低。由于微创外科理念的发展，本病的治疗也在确保治愈的前提下更多关注如何减少对机体的损伤，如保持乳房外形、功能及提升术后生活质量等。随着对非哺乳期乳腺炎生物学特性及行为越来越深入的认识，治疗理念也发生了根本的变化，已从单一的手术治疗发展到综合治疗，从大范围切除到如何保护乳房组织、减少手术创伤所致外观畸形的发生。正因为如此，临床工作者在治疗非哺乳期乳腺炎时，就应对本病有更多、更深的了解，在众多治疗方法中为患者选择最合适的治疗方案，这当然是一件非常细致、严肃的工作。

　　上海中医药大学附属曙光院乳腺科建立 10 余年来，始终将非哺乳期乳腺炎作为重点研究病种，经过团队艰苦不懈的努力，积累了较为丰富的诊疗资料和经验，是上海市非哺乳期乳腺炎重要的医、教、研中心之一。本书主编之一万华教授所带领的团队，多年来一直从事非哺乳期乳腺炎的基础研究和临床工作。他们重视疗效与生活质量，引进循证医学理念，关注临床疗效证据与评价，并进行了孜孜不倦的研究和探索，尤其在病理基础和影像的集合以及新技术应用方面，积累了丰富经验，是我国非哺乳期乳腺炎规范化综合治疗的积极倡导者和推动者之一。

　　本书的编写在内容系统性、新颖性、实用性方面均颇具特色，在编写体例上注意突出逻辑思维的特点，条目清晰，图文结合。全书将理论与实践、传统与创新有机整合，在非哺乳期乳腺炎诊疗方面形成了独特、系统的见解，有利于推动非哺乳期乳腺炎的诊断和治疗规范化、科学化、合理化进程。编者将自身临床实践与国内外最新的研究进展有机地结合起来，充分体现国内外最新的研究进展，充分体现了个体化和规范综合治疗的理念。我深信本书的出版对非哺乳期乳腺炎的防治研究大有裨益。

陳凱光

中国科学院院士

上海中医药大学原校长

上海市科学技术协会原主席

2022 年 8 月

前　言

　　非哺乳期乳腺炎以往临床上很少见到，在国内，1958年上海中医药大学附属龙华医院顾伯华教授首先报道了该疾病。近年来随着影像诊断学及其他检测方法的发展，对非哺乳期乳腺炎的认识不断提高，因而非哺乳期乳腺炎的检出率逐步增加，在发展中国家的发病率占乳腺良性病变的4%～5%。

　　对非哺乳期乳腺炎的命名与分类尚存争议，主要是对非哺乳期乳腺炎生物学特性尚未完全掌握，临床表现不同，发展过程不同，更有不同病理表现。同样对非哺乳期乳腺炎的治疗方法也有不同的观点，例如，疾病有自愈的倾向，是否有治疗的必要；保守治疗、手术治疗的选择；慢性炎症与乳腺恶性肿瘤的联系，等等，从而引起临床医生和患者的困惑。

　　数十年来，非哺乳期乳腺炎的基础和临床研究都取得了很大的进展，人类基因组学、生物信息学、蛋白组学以及分子生物学等发展，为非哺乳期乳腺炎的基础和临床研究提供了依据，一些循证医学证据被应用于临床，提高了本病的临床治疗效果，使得治愈后的复发率显著降低。

　　在上海中医药大学附属曙光医院乳腺科成立15周年之际，我们编写本书，拟就当前现有的有关非哺乳期乳腺炎的一些认识、经验，做一些介绍，仅供大家参考。

　　本书编写历时近3年，撰书过程中几易其稿，增删多次。在复旦大学附属肿瘤医院沈镇宙教授的鼓励与支持下，以及上海中医药大学原副校长何星海教授在逻辑结构、文字凝练等方面的指导下，终成书卷。所有编写人员本着学习探索、实事求是的精神，广泛搜集国内外有关文献，从中得到了不少启发、帮助。由于工作量大，虽然经过多次探讨、交流、校审、核对，反复推敲，决定取舍，仍难免存在疏漏和不足之处，敬请各位专家及读者批评指正，待再版时修正更改。疾病的治疗手段是不断发展的，新的临床数据不断报道，治疗模式也会不断出现，因此，希望在编委会的组织下，能够定期及时将国内外新的研究进展更新入本书，使之内容更丰富完善。

感谢所有参与编写工作的编委与相关工作人员，感谢复旦大学附属肿瘤医院杨文涛教授为本书有关病理章节的审核和修改，感谢上海中医药大学附属曙光医院病理科吴丽莉主任提供的病理资料。

2022 年 2 月于上海张江

目　录

第一章

乳腺的解剖结构及生理调节

乳房作为生殖系统的一部分，是女性分泌乳汁哺育后代的重要器官。了解乳腺的形态学和生理学及其调节机制，对于进一步认识乳腺炎症性疾病的病因、诊断及治疗至关重要。本章重点介绍乳腺的解剖结构、生理学以及调节乳腺发育的分子生物学机制等方面内容。

第一节
乳腺的解剖结构

一、大体解剖学

（一）成年人乳房的位置及外形

成年人乳房上、下位于第2～第6肋，水平位于胸骨边缘和锁骨中线之间。乳腺组织伸向腋窝，称为Spence腋尾。通过乳头中心作垂直线和水平线，再绕乳晕外作环形线可将乳房分为五个区：内上象限、外上象限、外下象限、内下象限及中央区。乳房的形态因种族、遗传、年龄、营养状况、生长发育、体形、生育、哺乳及生活习惯不同而有所差异。成年未孕女性的乳房多呈圆锥形或半球形，轮廓清晰，左右大致对称，富有弹性。已授乳后的乳房多出现下垂或略呈扁平。老年女性乳房则萎缩下垂且较松软。

（二）乳房的结构

乳房的表面为皮肤，在顶端延续为乳晕和乳头。乳腺位于皮下脂肪组织层和胸肌浅筋膜之间。乳腺实质由腺叶组成，而腺叶由多个小叶组成。位于乳腺和胸大肌之间的是乳房后间隙，它是一薄层的疏松结缔组织，含有淋巴管和小血管（图 1-1-1）。

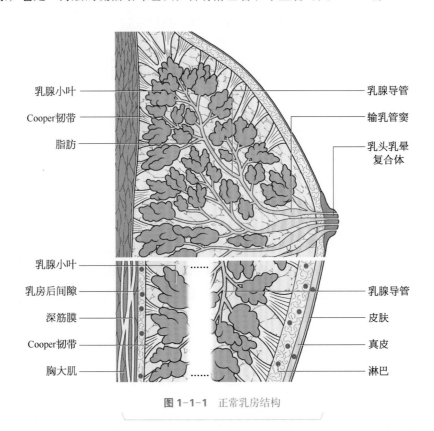

乳腺小叶 ——————
Cooper韧带 ——————
脂肪 ——————

————— 乳腺导管
————— 输乳管窦
————— 乳头乳晕
　　　　复合体

乳腺小叶 ——————
乳房后间隙 ——————
深筋膜 ——————
Cooper韧带 ——————
胸大肌 ——————

————— 乳腺导管
————— 皮肤
————— 真皮
————— 淋巴

图 1-1-1　正常乳房结构

1. **乳头和乳晕**　正常生理状态下双侧乳头绝大多数是对称的，也就是乳头水平在相似的高度、乳头的朝向相一致，乳头的大小相等或相似。正常乳头呈筒状或圆锥状。乳头的顶端表面为乳腺导管的开口，少数人在乳头的侧面也可有乳管的开口。乳头内部为输乳管，连接乳头表面的是鳞状上皮和乳腺内腺体。

乳头发育不良者可见乳头短平或内陷。若在单个导管位置部分乳头陷入产生的缝隙样外观则为乳头内陷。先天乳头内陷常为双侧，两侧内陷程度不一，也可以是单侧的，是各种慢性乳腺炎症疾病的发病原因之一。Han 等根据矫正前乳头内陷严重程度及术中发现进行评估，综合评定了乳头内陷的分类方法：Ⅰ型是乳头可用手轻易拉出，并能较好维持凸出状态，乳头下纤维化程度最轻；Ⅱ型是乳头可用手拉出，但不能维持凸出状态，有回缩倾向，乳头下纤维化程度中等，多数患者属于该型；Ⅲ型是乳头很难或无法拉出，乳头下纤维化严重。D.McG Taylor 等又在此分类基础上详细描述了组织学上的变化，并将其分为三类：Ⅰ级是乳头下软组织基本完整，输乳管正常；Ⅱ级是乳头下组织有轻度的纤维化及输乳管回缩，乳头下有丰富的胶原基质及很多光滑的肌肉结节；Ⅲ级是乳头下组织纤维化明显，软组织量不足，终末输乳管和小叶单位发生萎缩并被大量的纤维组织取代。

乳头内陷除先天性畸形外，也可因外伤、炎症、肿瘤及手术而造成。当乳腺内腺体病变，如乳腺炎、中央区域的乳腺癌等牵拉导管系统可引起乳头凹陷或者单个导管位置部分的乳头回缩，导致了双侧乳头不对称。与乳腺癌或炎症性乳腺疾病有关的乳头内陷，还可能累及整个乳头，出现乳晕的扭曲变形。

乳头是乳腺导管的开口处，在哺乳期间，这些导管起着排出乳汁的作用，在非哺乳期、无明显挤压状态下应该无明显乳头溢液。2/3 的未哺乳女性中，清洁的乳头通过乳房按摩和轻度压力抽吸，可以挤出少量的液体，这通常属于生理性原因。导管内乳头状瘤或癌可引起浆液性或血清样溢液。当乳腺导管扩张症发生时，可在缩短的导管处出现相应乳孔的乳头内缩，并出现干酪样、黏稠样或牙膏样的乳头溢液，部分患者还可以发生脓性的乳头溢液。

乳头区神经末梢丰富，对外界刺激敏感。在生理静止期，乳头部的导管内壁可有很多皱襞，管壁周围仅有纵行的单层平滑肌纤维，呈螺旋走行和放射状排列，受机械刺激收缩时可使乳晕缩小，乳头勃起，变小变硬，并排出导管内容物，有助于婴儿吸吮。这层平滑肌被一层脂肪组织与腺体分开，在乳头、乳晕移植时，平滑肌必须包括在移植体内。

乳晕区的皮肤含有丰富的汗腺、皮脂腺及毛皮。其皮脂腺又称为乳晕腺，有 5～12个，其排泄管单独开口于乳晕，较大而表浅，呈小结节状突出于皮肤表面。乳晕腺分泌油脂样物质，具有保护皮肤、润滑乳头及婴儿口唇的作用。若皮脂分泌增加，乳管堵塞，乳晕腺也可发生感染，这时应与腺体实质的炎症病变相鉴别。一般乳晕与周围乳房皮肤有明显的分界，慢性炎症性疾病可出现乳晕色素沉着区扩大，边界不清。

2. **乳房的皮肤**　乳房区域皮肤力线的走行与肋骨的走行方向相同，即内侧呈水平，外侧略向上翘。在进行乳房切口手术设计时，应考虑到皮肤力线的走行方向。由于乳头乳晕部皮肤较薄，易损伤，引起感染时可形成乳头炎及乳晕下脓肿。当乳腺癌或炎症组织阻塞乳房淋巴引流时，可发生相应区域的皮肤水肿，而毛囊和皮脂腺的皮肤与皮肤下组织紧密相连，使该处水肿不明显，皮肤出现点状凹陷，称为"橘皮样改变"。

3. **乳房悬韧带**　支撑乳房的外形和结构，它连接表面的皮肤和下面的深筋膜。乳腺癌或者其他伴有纤维化的乳腺疾病（如慢性炎症或外伤后）侵及乳房悬韧带时，韧带的挛缩会引起表面皮肤的凹陷形成酒窝征或轻微变形。经产妇或老年妇女，因其悬韧带较肥厚，其间的脂肪组织被包围成团，触之如肿物，所以触诊时应注意与肿瘤区别。

4. **乳腺导管系统**　乳腺导管系统是构成乳腺实质的重要结构，是乳腺腺泡分泌乳汁并排出的通道。每个乳腺由 15～20 个腺小叶导管系统构成，每个系统组成一个腺叶，每个腺叶以乳头为中心呈轮辐样放射状排列，各有一导管引流向乳头，称输乳管。在乳头的基底部，距乳头开口约 0.5 cm 呈壶腹样膨大，口径 5～6 mm，充满乳汁直径可达 6～8 mm，供暂时储存乳汁，该膨大区称为输乳管窦。窦外末段输乳管口径又缩小，并开口于乳头。

在生理状态下乳腺导管的最细处直径平均为 0.06 mm 左右，临床上常用的乳腺导管内视镜的直径为 0.75 mm，故一般很难进入。但在病理状态下，如导管扩张、导管内乳头状瘤等病变导致导管管径变粗，从而乳管镜可以进入检查。通常由浅入深以分支导管口为标志，将乳腺导管人为地分为主导管、Ⅰ级导管、Ⅱ级导管、Ⅲ级导管等。乳管镜下正常的导管内壁光滑、柔软、富有弹性，呈淡红色。各导管系统是独立的，之间无吻合支，许多导管在乳头区域共享开口。乳腺导管扩张症最初可表现为乳头和乳晕后方的输乳管扩张，一般 3～4 条输乳管受累，导管高度扩张，横径可达 3～4 mm，管壁周围增生的纤维组织透明变性，形成厚壁，管腔内可充满淡黄色、土黄色、棕黄色黏稠膏状物。若部分导管上皮脱落到扩张的管腔内，残留上皮被炎细胞围绕，间质脂肪组织内出现小灶性坏死灶，则发展为浆细胞性乳腺炎。

5. 乳腺小叶　乳腺小叶为构成乳腺结构和功能的基本单位，由腺泡、与腺泡相连续的腺泡管、与腺泡管相连续的终末导管以及小叶内间质所组成（图 1-1-2）。一个乳房所含的腺叶数目是固定不变的，但小叶的数目和大小却有很大的变化。成人静止期腺上皮为单层立方上皮细胞，围成圆形腺腔，外为一层梭形扁平细胞即肌上皮细胞所包围。当肌上皮细胞收缩时，可将乳汁自腺泡驱出，经导管排出。在肌上皮细胞外为一层均质的胶原纤维构成的基底膜。肉芽肿性小叶乳腺炎的病变以乳腺终末导管小叶单位为中心呈灶状分布，严重者上皮成分破坏或消失。

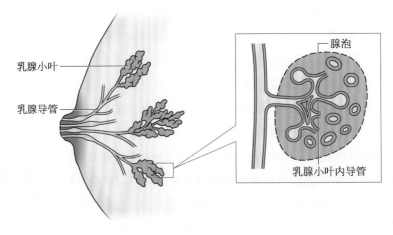

图 1-1-2　乳腺导管-小叶-腺泡系统

6. 脂肪组织　整个乳腺实质，除乳头乳晕外，均为一层脂肪组织呈束状包围。乳房内脂肪组织的多少与乳房大小密切相关。因皮下丰富的脂肪组织，才使乳房有丰满的外形，而富有弹性，对乳腺起到很好的保护作用。但同时因它位于胸壁前面易于受到外伤，可引起乳房脂肪坏死。乳腺导管扩张症、各种乳腺炎症疾病甚至肿瘤也均有可能继发脂肪坏死。脂肪层的厚薄可因年龄、生育等原因导致个体差异。脂肪层较厚时，乳腺触诊呈均质感，较薄时由于直接触及腺体而呈结节感。

7. 筋膜　乳腺整个包裹于浅筋膜的浅、深层之间。浅筋膜浅层与皮肤相连，位于皮下脂肪中。浅筋膜的深层为疏松的结缔组织附着在胸大肌筋膜的浅层，其间有明显的间隙，即乳房后间隙，部分患者在该空间内仅存一层较薄的、半透明疏松结缔组织与胸大肌相结合，而有些患者可见较厚的脂肪纤维结缔组织，无论有无明显的脂肪组织，该间隙的前后壁之间可以相对滑动，使乳房在胸壁上有一定的移动性。发生在乳房深部的炎症或肿瘤可累及深筋膜，在阅读乳腺影像时不要遗忘观察乳房后间隙，以防漏诊。

（三）乳房的血供

乳房的动脉供应来自腋动脉、肋间动脉、胸廓内动脉及胸外侧动脉的分支，相互吻合形成了供应乳房的丰富血管网，即真皮下血管网，腺体前、后血管网。真皮下血管网为乳房皮肤提供血供，并与胸肩峰动脉和肩胛下动脉吻合；腺体前血管网由胸外侧动脉和胸廓内动脉的分支组成；腺体后血管网由胸廓内动脉、胸外侧动脉、胸肩峰动脉及肋间动脉分支组成。乳房的60%血供（主要是内侧带和中央带的大部分）靠内乳动脉的穿支供应，乳房剩余的40%血供（主要是外侧带）由胸外侧动脉、胸肩峰动脉、胸背动脉穿支及第3至第5肋间动脉穿支共同提供。乳房的浅静脉位于皮下浅筋膜浅层的深面，在妊娠、乳房炎症或肿瘤生长较快时，浅静脉可明显怒张，局部皮肤温度也随之升高。胸壁和乳房的静脉回流涉及的主要静脉是胸内侧静脉穿支、腋静脉分支和肋间后静脉穿支。乳房炎症时，血供明显丰富，若病灶较大较深时，在乳房后间隙亦可见怒张的血管。乳腺手术、外伤也可引起胸腹壁浅表血栓性静脉炎。

（四）乳腺的淋巴回流

乳腺内有丰富的淋巴管，并相互吻合成丛，与颈、胸、腹、腋下及脊柱等处的淋巴管网相交通，组成复杂的淋巴回流系统，包括乳腺内淋巴管、向外引流的淋巴管和区域淋巴结。乳腺内淋巴管主要由皮肤和乳腺小叶间的毛细淋巴管网组成。表皮下淋巴管网和真皮下淋巴管网统称浅淋巴系统，当炎症或癌细胞侵入，影响浅层淋巴管，引起淋巴阻滞，导致皮肤水肿，呈现典型的橘皮样变。整个胸壁前侧面以及脐平面以上腹壁的淋巴管都向腋窝淋巴结引流，只有脐平面以下的腹壁淋巴管是向腹股沟淋巴结引流的。因此，乳房疾病侵及皮肤时，首先发生同侧腋窝淋巴结肿大。生理状态下，乳腺的淋巴引流走向主要是腋窝淋巴结和内乳淋巴结。约 75% 的乳腺淋巴液流向腋窝淋巴结群，而 25% 的乳腺淋巴液流向内乳淋巴结群。患乳房炎症时，在腋前皱襞深面可扪及肿大的淋巴结，但应与乳腺的腋尾部相鉴别。

二、组织形态学

Russo 等研究详细描述了青春期乳腺的发育，把发育的乳腺视为生长和分化的导管，然后形成棒状末梢萌芽。成长的末梢萌芽形成新的分支、末梢及所谓的"胚芽"，"胚芽"随后分化为静止期乳腺的终末结构。未成熟乳腺的导管和腺泡呈两层上皮排列，包括基底立方层和扁平表皮层，在青春期雌激素的作用下，上皮增生扩张形成多层。

正常成年人的乳腺导管、腺泡及其周围组织自内至外可分以下 7 层（图 1-1-3）：

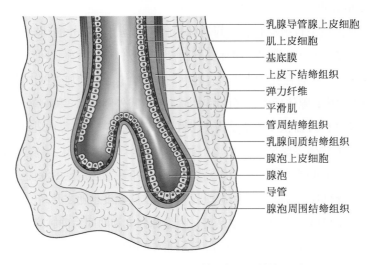

图中标注（自上而下）：
乳腺导管腺上皮细胞
肌上皮细胞
基底膜
上皮下结缔组织
弹力纤维
平滑肌
管周结缔组织
乳腺间质结缔组织
腺泡上皮细胞
腺泡
导管
腺泡周围结缔组织

图 1-1-3 正常成年人乳腺导管-腺泡-及其周围组织

第一层为腺上皮，于导管腔面衬覆单层柱状上皮细胞，腺泡为立方上皮细胞。腺泡上皮顶部有微绒毛，相邻细胞间有连接复合体，可见紧密连接、桥粒及中间连接。光镜下，分泌期的腺泡细胞顶部胞质呈嗜酸性和空泡状，表面常隆起突入腺泡腔，基部胞质呈嗜碱性。电镜下，细胞基部细胞质丰富，细胞核位于基部，核上部胞质含有高尔基复合体和两种大分泌泡，为蛋白质泡和脂类泡，可分别通过局浆分泌以及顶浆分泌进行分泌。导管上皮细胞胞质内含细胞器相对较少，细胞核大小形状一致，核椭圆，染色质细、分布均匀，偶见小核仁。免疫组化标记，部分腺上皮细胞胞核雌激素受体（estrogen receptor，ER）、孕激素受体（progesterone receptor，PR）及增殖细胞核抗原（proliferating cell nuclear antigen，PCNA）呈阳性，其分泌物阿尔辛蓝染色（alcian blue staining）及过碘酸-雪夫（PAS）染色（periodic acid-Schiff staining）呈阳性。乳腺导管扩张症时导管内积聚物不断增多，管壁炎细胞浸润，可出现上皮细胞脱落消失，导管破坏，造成管壁的不连续。

第二层为肌上皮细胞，紧贴腺泡细胞和导管上皮细胞的基部，在末梢导管处最明显，腺泡处较稀疏。细胞的分支突起插入基膜和上皮细胞之间，相邻肌上皮细胞的突起相互交织，环绕腺泡和导管，形成网篮状结构。肌上皮细胞呈梭形，胞核小，卵圆形而染色深，胞质染色淡，内含有肌动蛋白丝和肌球蛋白丝及吞饮小泡，分泌期乳腺的肌上皮细胞内可见少量分泌小泡。有些肌上皮细胞内还可见少量张力细丝。上皮细胞与肌上皮细胞之间及相邻肌上皮细胞之间均有桥粒和紧密连接。这些细胞不受神经支配，但是受类固醇激素和催产素的刺激。免疫组化标记，肌上皮细胞肌动蛋白（actin）呈阳性，马松三色染色（masson staining）肌上皮细胞可呈红色，这些上皮细胞表达包括CK7、CK8、CK18和CK19等多种低分子量细胞角蛋白。当肌上皮细胞收缩时，可促使乳汁或导管内其他分泌物经导管自乳头排出。

第三层是基底膜，由网状纤维构成，网状纤维染色可发现基底膜呈黑褐色。

第四层是上皮下结缔组织，它具有和乳腺上皮类似的生物学性质，可随性激素的变化而发生相应改变，它的过度增生即形成管内型纤维腺瘤。

第五层为弹力纤维，主要围绕导管，腺泡则少见或缺乏。

第六层为一层薄弱的平滑肌，其分布与弹力纤维相同，仅围绕乳管周围且终止于腺泡起始部，可根据此两层的分布鉴别终末导管与腺泡。

第七层为管周结缔组织，管周型纤维腺瘤主要是此层异常增生所致，乳腺肉瘤也主要发生在此层组织。管周结缔组织的外围是乳腺间质的一般结缔组织，与身体其他部位的结缔组织相似，不受性激素的影响，不随月经周期的变化而变化。

乳管不同部位的上皮及管周组织有所不同。导管开口处覆有鳞状上皮细胞，乳管狭窄部位为移行上皮，自壶腹部至末端小管则衬以双层柱状上皮或单层柱状上皮，而腺泡内衬立方上皮。角化的鳞状上皮正常情况下可延伸入输乳管1～2 mm，如果角化上皮深入导管较深时角化物可引起导管扩张，最终造成导管破裂，引起严重的炎症反应和无菌性脓肿形成，还可形成开口于乳晕边缘的瘘管，称为乳晕下脓肿（Zuska病），可以发生在一侧或双侧乳腺，多伴有乳头畸形或内陷。若单个导管内的上皮细胞增殖呈乳头状突入管腔，称为导管内乳头状瘤，尤其以大导管乳头状瘤较常见。若乳腺内许多部位的导管扩张进而囊性变，囊内上皮细胞增生形成乳头状突起，称为乳腺囊性疾病。

第二节
乳腺生理学

乳腺来源于外胚层，属于皮肤的附属腺。人类乳腺发生发育过程中要经历不同的阶段，如胚胎期、婴幼儿期、青春期、性成熟期、妊娠期、哺乳期、绝经期及老年期等。各个阶段在机体内分泌激素特别是性激素的影响下，乳腺的表现各有特点。

一、胚胎期及婴幼儿期乳腺的发生和发育

（一）胚胎期原始乳腺的发生

人类在胚胎期的发育可大致分为以下四个阶段。

第一阶段：当胚胎发育至 4 周，长约 11.5 mm 时，胚胎腹面两侧，从腋下到腹股沟，原始表皮增厚形成两条对称的"乳线"。乳线上有多处外胚叶细胞局部增厚，形成 4～5 层移行上皮细胞的乳腺始基，其上皮细胞的下层为富于腺管的中胚叶细胞。

第二阶段：当胚胎发育至第 9 周，长约 26 mm 时，除胸前区一对乳腺始基外，"乳线"上其他部位的乳腺始基渐渐退化。最初外胚叶细胞向中胚叶细胞组织中下陷形成凹状结构，表皮层的基底细胞也附着细胞增殖而同时下降，形成乳头芽。当胚胎长 32～36 mm 时，乳头芽表面的上皮细胞逐渐分化为鳞状细胞，其表面细胞开始脱落。乳头芽周围的胚胎细胞继续增殖，并将乳头芽四周的上皮细胞向外推移，形成乳头凹。

第三阶段：胚胎发育至第 3 个月，长 54～78 mm 时，胎盘性激素进入胎儿血液循环，乳头芽继续发育增大。当胚胎长 78～98 mm 时，乳头芽上部的细胞部分向鳞状上皮分化形成乳头，部分细胞向下生长，增大发育形成乳腺芽，并延伸成为输乳管原基，此变化持续至胚胎长至 270 mm，乳头凹的上皮逐渐角化、脱落形成孔洞。乳腺芽继续向下生长，侵入结缔组织中，形成乳腺管，开口于乳头凹的孔洞部。

第四阶段：胚胎 6 个月，长约 335 mm 时，输乳管原基进一步增殖、分支，形成 15～20 个实性上皮索。胚胎 9 个月，实性的上皮索形成管腔，即初期的输乳管，此时的乳管已有 2～3 层上皮细胞，末端出现基底细胞，形成腺小叶的始基。与此同时，乳头下

的结缔组织不断增殖，使乳头逐渐外突，乳头周围皮肤的色素沉着加深扩大，形成乳晕。至此，胚胎期的乳腺基本发育。这种结构在出生后至青春期之前将基本维持原状，至青春期，在雌激素的作用下才进一步发育逐渐形成末端乳管和腺泡。

（二）婴幼儿期乳腺的生理变化

新生儿出生后两周，由于母体内的激素通过胎盘进入新生儿体内，约60%新生儿可出现乳腺的某些生理性活动。表现为乳头下有1～3 cm硬结或肿胀，有时可由乳头挤出少量乳汁样分泌物，这种现象称为生理性乳腺肥大，一般在出生2～4日出现，1～3周时开始消退，4～8个月完全消失。此期内组织学表现以增生性改变为主。

幼儿期的乳房在出生6个月后至青春期开始，处于长期的静止状态，表现为乳腺的退行性变化。这种状态以男性最为完全，女性偶可见乳管上皮增生的残余改变。

（三）乳房发育的异常情况

乳腺发育异常可能是单侧或双侧，涉及乳头、乳房或者两者兼有。

1. 先天性乳腺发育不全或缺失　在胚胎发育过程中，若胸区无乳头芽形成，则出现一侧或双侧乳房缺如。

2. 异位乳腺　正常乳房部位以外的乳腺始基未退化，继续生长发育，即形成异位乳腺，或称副乳腺。男女均可发生，构成比例约为1∶5，发生率为1%～5%，具有遗传性。异位乳腺多成对出现，发生在沿乳线从腋窝到腹股沟任何位置，以腋下多见。异位乳腺大多发育不完善，偶尔可腺体、乳头、乳晕俱全形成完全型异位乳腺。异位乳腺与正常乳腺一样发挥生理功能，也可发生炎症性疾病及良恶性肿瘤。上海中医药大学附属曙光医院乳腺科已诊治多例发生于副乳腺的非哺乳期乳腺炎患者。

3. 乳头内陷　胚胎9个月时乳头凹未能外突，则形成先天性乳头内陷。多为双侧，也可为单侧。凹陷程度轻重不一，凹陷的乳头发育程度也不尽一致。

二、青春期乳腺的发育

青春期是指从性变化开始至性成熟这一阶段。这一阶段开始的早晚，可因种族、地区、营养状况及生活条件等因素不同而异。女孩一般在10～12岁开始进入青春期。乳腺的发育，常在月经初潮前2～3年。月经的来潮是性器官和乳腺发育成熟的标志。双侧乳腺多同时发育，亦可单侧先发育。

10岁左右的女孩，青春期乳房初始的改变是由未成熟卵泡所合成的雌激素诱导导管数量增加。随后成熟卵泡排卵，黄体释放孕激素（progestogen，P）。雌激素和孕激素一起可介导乳腺组织导管-小叶-囊泡的完全发育。前垂体的嗜碱性粒细胞释放卵泡刺激素和黄体生成素。卵泡刺激素使原始卵巢滤泡成熟，形成囊状卵泡，分泌以17-雌二醇为主的雌激素，诱导乳房和性器官的发育。到月经初潮来临时，增大的乳腺已基本发育成熟，由于雌激素对成熟乳腺的生理作用主要是刺激导管上皮的纵向生长，使乳腺导管增生、延长。这时期乳腺间质也增多，脂肪沉积，但腺小叶的发育仍差。Tanner将从儿童期到性成熟期乳腺的发育过程划分为5期（表1-2-1）。

表1-2-1 乳腺发育分期

分期	年龄（岁）	表现
Ⅰ期	青春期前	乳头微微隆起，无明显的腺体组织及乳晕色素沉着
Ⅱ期	11.1 ± 1.1	乳晕周边出现腺体组织，乳房和乳头隆起似小丘状
Ⅲ期	12.2 ± 1.09	乳房和乳晕进一步增大，乳晕色素增多，乳房和乳晕仍在同一丘状面上
Ⅳ期	13.1 ± 1.15	乳房进一步增大。乳头和乳晕在进一步增大的同时，在乳房上又形成小丘状隆起
Ⅴ期	15.3 ± 1.7	成熟期乳房，乳房外形与成年期乳房相似

虽然在青春期开始（11～14岁）时受卵巢产生的雌激素影响，乳腺开始早期发育，但是直到接近20岁或20岁出头孕激素产生的稳定才会出现小叶的增殖和成熟。在青春期，如果雌激素刺激过强或乳腺组织的反应特别敏感，或者缺少雌激素拮抗剂如黄体酮及雄激素等，则可能引起乳房的肥大。若刺激引起的增生病变局限于乳腺某一处，会引起乳腺纤维增生症，或导致末梢导管的不规则出芽，上皮细胞明显增生，间质性细胞呈管周型生长，形成幼年型纤维腺瘤，表现为迅速生长，体积较大的乳房肿块，可形成皮肤浅静脉扩张，少部分还出现肿块坏死。若刺激引起的增生病变涉及整个乳房，则会发生青春期的巨乳症，在3～6个月内单侧或双侧的乳腺迅速增大，在1～2年达到很大的程度，有时还可伴有皮色发红，皮温升高，一般在11～14岁发病，月经初潮后多见。若激素刺激引起导管扩张，亦可发生青春期的非哺乳期乳腺炎。

男性乳房发育较晚，虽有增生，但程度较低，不形成小叶。60%～70%的男孩在此期内乳头下方可触及纽扣大小的硬结，质韧，有时触痛，一般在1年或一年半后逐渐消失。组织学变化可见乳管延展，管腔加宽，上皮呈柱状，大导管内可见少量分泌物，管周结缔组织增多且疏松，血管增多。16～17岁开始退化，乳管上皮萎缩，管腔缩小或闭塞，管周结缔组织呈胶原变性。若不退化，持续存在或进一步发展，则形成病理性改变，可导致男性乳房肥大。若乳腺导管扩张，导管内积聚物不断增多，也可出现管壁炎细胞浸润，发生男性乳腺炎。

三、月经周期中乳腺的生理变化

青春期后，月经来潮，进入性成熟期。成年的女性，由于受卵巢激素的影响，乳房的形态和结构也和子宫内膜一样发生周期性的变化。正常乳腺上皮细胞中存在雌激素和孕激素受体，激素对乳腺上皮的作用是通过与细胞内的激素受体或跨膜氨酸受体相结合而完成的。在月经周期中，随着雌激素、孕激素等内分泌激素的周期性变化，乳腺的形态及组织学结构也相应发生周期性的增生和复旧的改变，可分为两个阶段。

经前增殖期：自月经干净数日开始至下次月经来潮为止。此时雌激素水平逐渐升高，乳腺导管伸展，管腔扩大，上皮细胞增生肥大，尤以末端乳管为明显，扩张成新的腺小叶，管周组织水肿，血管增多，组织充血。至增殖末期，可有少许分泌物在导管及腺泡内积存，但尚无分泌功能，小叶内导管上皮细胞肥大，有的呈空泡状。管周基质水肿，纤维结缔组织增生，并可见淋巴细胞浸润。在增殖期的末期，月经前 3～4 日，乳房的平均血流增加量为 15～30 cm^3。临床上可出现乳房胀大，触之质韧，有结节感，有不同程度的疼痛或压痛感。经前的乳房胀大是由于雌、孕激素的作用下小叶间水肿和导管—腺泡增生所致。

经后复原期：月经开始至结束后 7～8 日为止，乳腺呈退行性变化。伴随着雌激素、孕激素水平的迅速降低，乳腺导管末端和腺小叶明显复原退化，腺泡上皮细胞萎缩、脱落，末端乳管及小导管萎缩，管周组织水肿消退，纤维组织紧缩呈玻璃样变性，淋巴细胞减少，并可见若干吞噬细胞。此时乳房体积变小，松弛变软，乳腺的胀痛和触痛感消失或减轻，乳腺趋于复原。同时性激素的下降解除了对下丘脑的抑制，脑垂体重新分泌促卵泡素和少量黄体生成素，新的卵泡发育，并逐步分泌雌激素，乳腺也随着雌激素的变化而变化，转入下一个月经周期。

月经后的 1 周内，乳腺受各种激素的影响较小，是临床乳腺检查的适宜时间。

四、妊娠期乳腺的生理变化

妊娠期乳房变化最大，此时乳腺发育的程度直接影响产后的乳汁分泌情况。在黄体和胎盘性激素、胎盘催乳激素、催乳素（prolactin，PRL）、绒毛促性腺激素的作用下，乳腺出现显著的导管扩张、小叶发育和腺泡发育。妊娠期乳腺的变化可分为三个阶段。

妊娠早期：妊娠初 3 个月，多数乳腺末端腺管明显增生，出现萌芽性小管，有的小管可伸入周围纤维和脂肪组织中，其上皮细胞增生活跃，小管增多，小叶间质水肿，乳腺体积增大。妊娠第 3～第 4 周，在雌激素和孕激素的作用下导管明显萌芽、分支，小叶形成。此期催乳素逐渐释放，也可刺激上皮生长。妊娠开始 5～6 周，乳房即开始增大，至妊娠中期最明显，同时乳头增大，乳晕范围亦扩大。乳头、乳晕色素沉着，颜色加深，表皮增厚。

妊娠中期：妊娠 4～6 个月，在催乳素的作用下，乳腺上皮开始合成蛋白，由于黄体素分泌增加，腺管末端的分支速度明显增快，数量显著增多，并集合成为较大的小叶，小叶末端分支扩张形成腺泡。腺泡开始分泌，形成初乳，但无脂肪成分。在乳腺腺体迅速增生时，其周围纤维组织越来越薄弱，腺泡之间互相密集，相邻小叶融合成大叶。乳腺腺泡失去内腔细胞表皮层，分化为单层较肥大立方形细胞，具有初步泌乳功能，腺泡周围集聚嗜酸性粒细胞、浆细胞和白细胞。管周纤维组织疏松、减少，可有淋巴细胞浸润，水肿的间质毛细血管扩张充血。

妊娠后期：妊娠末 3 个月，由于催乳素的继续作用，充满初乳的腺泡不断扩张，以及肌上皮细胞、结缔组织和脂肪的增长，乳房体积不断增大。小叶、腺泡更加增大、增多，腺泡腔扩大，腺泡的立方上皮细胞排列整齐，分化为含脂质的初乳细胞，并开始分泌活动。管周纤维组织因受压而消失，出现较多的毛细血管。妊娠末期，腺腔内充满了分泌物，分泌初乳。此时乳房厚度增加，乳头变硬、凸起挺立，挤压乳房可见初乳流出，乳头乳晕色素沉着更加显著。若在妊娠期，大部分的乳腺未得到充分发育者，产后可发生乳汁分泌不足现象。

五、哺乳期乳腺的生理变化

分娩后，由于胎盘分泌的孕激素在血中浓度突然下降，受抑制的催乳素水平急骤上升而开始泌乳。从分娩到产后 4～5 日的乳汁为初乳，初乳内脂肪少，蛋白质多，其中大部分为球蛋白。产后 5～10 日为过渡乳。10 日以上为成熟乳。整个泌乳过程可持续 9～12 个月甚至更久。

哺乳期内乳腺小叶及乳管有分泌及贮存乳汁的功能。此时乳腺小叶内腺泡高度增生肥大，腺泡大量增多、密集，腺管腔显著扩大，腺泡上皮呈立方形或柱状，单行整齐地排列在基底膜上，核位于基底部，胞体大而苍白，胞浆内充满乳汁小体。管周纤维组织甚少，仅见毛细血管分布其间。小叶内可见处于不同分泌周期形态不同的腺泡。说明乳腺腺泡的分泌活动并非同步进行，而是交替进行的。

哺乳后期，随着乳汁的减少，乳腺开始退化。断乳后，乳汁即停止分泌，乳腺开始复旧，表现为腺泡缩小、减少，上皮细胞瓦解，细胞内分泌颗粒消失，腺管萎缩、变细，腺泡及管周纤维组织增生，并可出现淋巴细胞浸润。经 3 个月左右，乳腺逐渐恢复到哺乳前状态，偶可见残余性乳汁分泌，可持续数年。如果断奶后乳腺复旧不佳，非对称性哺乳变化区域可能导致泌乳性腺瘤的形成，经历哺乳变化的小叶阻塞可能在此基础上发生导管扩张、积乳囊肿等多种病变。此时导管内的分泌物溢出导管至乳房间质组织中引发的自身免疫炎症过程，可能是非哺乳期乳腺炎好发于产后的原因。

（一）乳汁分泌的激素调节

乳汁的分泌主要取决于腺垂体分泌的催乳素的作用。催乳素在泌乳过程中起重要作用，但乳汁量的多少还决定于乳房发育的程度，即只有在乳腺先经雌激素、孕激素等的刺激并适当发育以后催乳素才能起作用；若乳腺导管和腺泡不发育者以及乳腺的退化萎缩，催乳素对其根本不起作用。当然在整个乳汁合成与分泌过程中也有其他激素参与其中发挥重要作用。

1. 雌激素和孕激素　妊娠前期，在卵巢雌激素和孕激素的作用下，乳腺小叶得以充分发育，妊娠期，由于大量雌激素和孕激素的抑制作用，催乳素的浓度很低，故除有少量的初乳外，并未开始真正的泌乳。分娩后，随着雌激素和孕激素水平迅速下降，抑制作用被解除，催乳素发挥始动和维持泌乳作用。

2. 催乳素　到了妊娠后期，催乳素和胎盘催乳素大量增加，在雌激素、孕激素等激素的共同作用下，促使乳房进一步发育，为泌乳作好准备。催乳素直接作用于乳腺腺泡细胞膜上催乳素受体（prolactin receptor，PrlR），通过第二信使系统，使与泌乳相关的酶磷酸化，乳腺乳汁大量分泌。分泌的乳汁中包含蛋白-酪蛋白悬浮液、β-乳白蛋白、β-乳球蛋白、脂肪以及乳糖-矿物质。其中脂肪主要通过顶浆分泌机制分泌，电镜下可观察到巨大的脂肪空泡逐渐形成并移向细胞顶部，同时，细胞核也向顶部移动，最后空泡穿过细胞，分泌时顶细胞膜重新组合。乳糖通过局部分泌机制分泌，而蛋白的分泌是化合机制的结果，离子通过扩散和主动运输进入乳汁。

3. 催乳素抑制因子　催乳素抑制因子（prolactin release-inhibiting factor，PIF）是一种多肽，若大量乳汁存留在乳房内，PIF 就可抑制泌乳细胞的分泌；若排空乳房，PIF 减少，乳房开始分泌更多的乳汁。吮吸时分泌活性提高。

4. 其他激素　乳汁的分泌除了与催乳素有关外，还受肾上腺皮质激素、甲状腺激素、胰岛素、生长激素等的影响。哺乳期动物若切除其肾上腺后，泌乳立即停止；再注射皮质醇（COR）则又可恢复泌乳。甲状腺功能不足者，其产后乳汁分泌往往减少。胸腰间脊髓横断以后，或乳腺区的脊髓神经被切断以后，也会使乳房泌乳停止。

（二）乳汁排泄的激素调节

正确认识乳汁排出的机制，对于处理哺乳期乳汁排泄障碍十分必要。腺垂体分泌的催产素在乳汁的排出过程中发挥了重要的作用。乳头含有丰富的感觉神经末梢，吸吮乳头的感觉信息沿传入神经传至下丘脑，使分泌催产素的神经元发生兴奋，神经冲动经下丘脑—垂体束传送至神经垂体，使贮存的催产素释放入血，催产素则作用于腺泡周围的肌上皮细胞，使其收缩，腺泡压力增高，使乳汁从腺泡经输乳管由乳头射出，即射乳反射。射乳反射极易建立条件反射，如哺乳期母亲见到婴儿或听到其哭叫声，甚至抚摸婴儿，均可条件反射性地引起乳汁的排出。阴道、阴部和子宫颈的触觉刺激也可引起传入冲动，达到下丘脑的神经核，引起催产素的释放而排乳。哺乳期的女性在性交时，有的可出现排乳现象。乳汁的排空又有利于加强乳汁的分泌。停止哺乳后，因没有吮吸乳头的刺激，则反射性的催产素释放中止，乳汁不能被排出，乳汁潴留使局部压力增高而导致乳汁分泌减少。同时吮吸刺激对下丘脑催乳素抑制因子的抑制作用也解除，催乳素的分泌因此减少，乳汁形成减少，乃至停止。

焦虑、烦恼、恐惧、不安等情志变化，也会影响乳汁的排出。这是因为在这种情况下，到达神经垂体并释放催产素的神经刺激受到阻滞，使其对乳腺腺泡和导管内壁肌上皮细胞的作用减弱，影响了乳汁排出。另外，交感神经强烈兴奋，释放肾上腺素，也可引起乳房血管收缩，影响排乳。

六、绝经期乳腺的生理变化

到绝经期，由于雌激素和孕激素的缺乏，乳腺小叶和腺泡开始萎缩，数量明显减少，管腔变细，管周围纤维组织显著增加，脂肪组织重填。组织学上可见，腺小叶结构明显减少，导管上皮细胞趋于扁平，间质纤维呈玻璃样改变，有时有钙化现象，小乳管和血管逐渐硬化而闭塞。

绝经前期，卵巢功能逐渐衰退，雌激素水平波动或降低，此时乳腺开始萎缩，腺上皮结构和基质衰退，管腔变细，脂肪积聚。分娩次数少或未分娩妇女，在绝经前约有 1 / 3 可发生乳腺发育异常，其表现为：末端乳管的腺泡反而增生，且不规则；腺泡呈囊状扩张；外源性卵巢激素的影响可引起乳腺小叶持续存在、导管上皮增生，甚至囊肿形成，乳管上皮化生成大汗腺样细胞，临床上出现可触及形态各异的质韧的颗粒状、片状结节，少数有疼痛。

到绝经后期，卵巢内卵泡耗竭，停止分泌雌激素，但其间质仍能分泌少量雄激素，并在外周组织转化为雌酮，成为循环中的主要雌激素。进入老年期，此期卵巢功能已完全衰竭，导致卵巢雌激素和孕激素的缺乏，乳腺开始全面萎缩。性成熟最后出现的结构是最先退行的结构。组织学上可见导管上皮细胞变平或消失，腺小叶结构大大减少或消失，小乳管和血管消失，间质纤维发生玻璃样变形、钙化等。

综上所述，女性乳腺发生发育，主要是在性激素为主导的多因素综合作用下，进行着增生、复原和退化，自幼年开始到老年在各期交替出现。

第三节
调节乳腺发育的分子生物学机制

乳腺在胚胎时期形成初步的树状导管结构。青春期受激素影响开始发育，到性成熟形成完整的乳腺导管分布于整个脂肪垫。妊娠期乳腺开始进一步发育，在分娩前乳腺组织开始分泌乳汁；泌乳末期，乳腺发生退化，即腺泡渐次收缩和消失，而脂肪和结缔组织又开始增生，恢复妊娠前形态。总之，性成熟后，伴随每次妊娠、分娩和泌乳，乳腺均经历一次周期性的再生或退化。

正常乳房的生长、发育和分泌功能受到性类固醇激素和肽类激素的影响，同时也受到生长因子信息传递作用的影响。了解乳腺发育的分子调节机制，对于研究非哺乳期乳腺炎等乳房各种疾病的发生、发展、治疗和预防，有十分重要的意义。

一、激素及其受体

影响乳腺发育的激素可分为两大类：一类是生殖激素，例如雌激素（estrogen，E）、孕激素（P）、催乳素（PRL）、缩宫素（oxytocin，OT）；另一类是代谢激素，如生长激素、皮质醇、甲状腺激素和胰岛素。这些激素的异常都可影响乳腺导管的发生以及腺泡的发育。

哺乳动物青春期（3周龄）开始时，由于垂体和卵巢合成的雌激素、黄体酮和生长激素增加，使得血循环中激素水平相应增高，从而导致原始导管上皮细胞迅速发育。终端胚芽（terminal end bud，TEB）为多层棒状结构，由两种类型上皮细胞构成。最外层是帽状细胞，与位于终端胚芽末梢部分的基膜紧密相连。帽状细胞缺乏表达雌激素受体（ER）、孕激素受体（PR）和催乳素受体（PrlR）及细胞间连接，因此它们无极性。TEB最内层的细胞是体细胞，分化为导管上皮细胞类型。体细胞分为增殖区和凋亡区，最内层发生凋亡是导管上皮细胞的中空导管形态形成的关键。ERα、PR和PrlR在TEB的体细胞上均有表达，因此可能对上皮细胞直接表现出某些类雌激素效应。在8～9周时，终端胚芽的消失标志着导管形态发生的结束，但原始的腺体仍保持相对静止，直到开始妊娠或给予外源性激素如 E 或 P。间质和上皮 ERα 均为完整乳腺腺体发育所必需，Mallepell 等研究发现上皮 ERα 通过旁分泌机制对乳腺导管的形成至关重要，但是当给小鼠大剂量的雌激素和孕激素后，基质的 ERα 足以引起完整的乳腺腺体生长。

妊娠可诱导乳腺分泌单元，即腺泡的增殖。腺泡起源于导管的祖细胞，经过不断增殖，最终占据整个间质脂肪垫。P 和 PrlR 是乳腺腺泡发育的主要递质，类固醇激素受体的空间分布对乳腺腺泡的发育也起到至关重要的作用，而 P 水平的升高可影响类固醇激素受体的分布变化。缺乏 PRL、P 可导致腺泡发育和侧支导管的形成受到完全抑制，同样破坏类固醇激素受体和 PrlR 也可以抑制腺叶腺泡的发育，但是并不显著影响主导管的生长和二级导管的形成。

哺乳动物乳腺的良好发育是其泌乳功能充分发挥的前提，进入哺乳期乳腺发育的调节受激素影响较大。

在妊娠后期，尤其是分娩后，E 与 P 水平大幅降低，PRL 抑制作用被解除，PRL 分泌增加，其含量高达妊娠前含量的 10 倍以上，催乳（始动）和维持泌乳的作用得到发挥。但是，PRL 不能使发育不完善或已退化的乳腺泌乳，它是对已发育成熟而且是哺乳期的乳腺发生作用，增加泌乳量，延长哺乳期。特别当垂体发生腺瘤时，可导致催乳素分泌亢进，产生病理性溢乳或出现闭经泌乳综合征。

此外，还有多种激素影响哺乳期乳腺的发育，其水平高低影响乳汁的排出和存储。胰岛素、糖皮质激素可刺激哺乳期乳腺分泌并调控乳蛋白基因的表达。缩宫素可刺激乳腺肌上皮细胞使之收缩而排出乳汁，其缺乏可减少腺泡的泌乳，导致发育不全，乳汁淤积，诱导细胞凋亡。甲状腺激素和生长激素的水平也通过各自直接和间接机制来影响哺乳，例如各自调控营养物质的摄取和增加基质中胰岛素生长因子-1（insulin-like growth factor-1，IGF-1）的分泌。

二、细胞因子

近年来，随着分子生物学和细胞生物学的进展，细胞局部环境的作用受到了重视。局部生长因子及相关受体使细胞间相互传递信息，其方式包括内分泌、自主分泌、旁分泌等。

（一）STAT 蛋白家族

信号转导及转录激活因子（signal and activators of transcription，STAT）是存在于胞

质中的一个潜在的转录因子家族。STAT 蛋白家族在生殖周期中调控乳腺发育的各个阶段，其中 STAT3 和 STAT5 是该家族中表达最广泛的成员之一。STAT5 在正常乳腺哺乳能力的发育和分化中发挥了关键作用。尤其在妊娠晚期和哺乳期，STAT5a 对于乳腺腺泡发育和乳汁产生是十分必要的。PRL 介导的对 PrlR 的刺激是现阶段激活 STAT5 最主要的方法。酪氨酸激酶（JAK2）是乳腺上皮细胞中 STAT5 活性的关键信号节点。在乳腺上皮细胞中，细胞质中合成的 STAT5 通过与 PrlR 结合，启动信号转导，与受酪氨酸激酶磷酸化的跨膜受体结合，在酪氨酸激酶作用下，STAT5 发生磷酸化并形成 STAT5a-STAT5a 同源二聚体或 STAT5a-STAT5b 异源二聚体，随后，二聚体转到细胞核内，与核内靶基因结合，最终作为转录因子发挥功能。在妊娠或哺乳阶段，如果 STAT5a 缺失或者 STAT5a 和 STAT5b 均发生基因突变，乳腺上皮细胞就无法增殖和分化。同样，乳清酸性蛋白（WAP）启动子具有 STAT5 结合基序，这是乳腺腺泡中表达 WAP 所必需的；STAT5 对 HC11 乳腺上皮细胞中 β-酪蛋白的表达也很重要。显然，缺乏 STAT5 会严重损害腺泡的分泌。

STAT3 参与调控细胞生长、增殖、分化及凋亡，对细胞的生长和存活起重要作用，尤其是在哺乳后回归正常生理过程中调节乳腺上皮细胞凋亡。停止哺乳后，乳腺中 STAT3 的初始激活物是白血病抑制因子（LIF）。LIF 信号主要通过 JAK / STAT 信号通路介导，并可被细胞因子信号抑制物（suppressor of cytokine signaling，SOCS）和活化的 STAT 转录活性抑制蛋白（protein inhibitor of activated STAT，PIAS）的蛋白家族成员抑制。在后期，STAT3 由白细胞介素-6（interleukin-6，IL-6）细胞因子家族成员肿瘤抑制素 M（OSM）及其受体（OSMR）激活。OSMR 本身也是由 LIF 调节。哺乳结束后，随着 LIF 水平的下降，STAT3 被持续激活。胰岛素样生长因子结合蛋白-5（insulin-like growth factor-binding protein-5，IGFBP5）是 IGF 生存信号的负调节因子，被认为在乳腺中具有促凋亡作用。而 STAT3 引起细胞凋亡和组织重塑的延迟与 IGFBP5 的下调有关。在退化阶段，乳腺上皮溶酶体经历溶酶体膜透化。STAT3 可上调组织蛋白酶 B 和 L 的表达，同时下调其抑制剂 Spi2A，从而延迟退化。

（二）其他细胞因子

乳腺的发育过程中局部生长因子如表皮生长因子（epidermal growth factor，EGF）、胰岛素样生长因子-1（IGF-1）和转化生长因子 β（transforming growth factor-β，TGF-β）发挥了一定的作用。

EGF 家族成员在乳腺小叶发育中的重要性是在分析 TGF-α、EGF 和双调蛋白 3 个基因敲除的鼠中发现的。在 3 个基因同时敲除的鼠腺体中，腺泡未分化，排列结构不良，乳蛋白基因表达减少。由于其他家族成员的代偿作用，这些单一家族成员的缺失所造成的影响很小。

IGF 是一种与胰岛素同源的生长因子。组织细胞自分泌及旁分泌 IGF-1，作用于乳腺上皮细胞的 IGF 受体（IGFR），参与调控组织细胞的增殖、分化、凋亡，且受多种激素调节。雌激素能够增强 IGF-1 对 TEB 增殖和导管形成的刺激作用，生长激素可调节乳腺基质中 IGF-1 的表达。郑吉松等人研究小鼠 TEB 和导管分支数量与血液中 IGF-1 和雌二醇（E_2）的水平及乳腺组织中增殖细胞核抗原（PCNA）表达的相关性，发现限制饲料可显著降低血清中 IGF-1 的水平，并显著抑制了小鼠乳腺组织中 PCNA 蛋白的表达，从而抑制了青春期小鼠的乳腺发育及其乳腺组织的 TEB 数量和导管分支数量。另外，已有研究表明，一种新型的 Rho 蛋白——RhoGAP，能够调节 IGF 信号转导通路，影响导管的生长。

TGF-β 是已知的另一种局部生长因子，它能介导腺体导管发育中上皮-基质的相互作用。当腺体基质中 TGF-Ⅱ受体表达占优势时，可以引起乳腺上皮分支增多，说明 TGF-β 信号转导在乳腺形态形成中有重要的负性调节作用。另外，有研究表明 TGF-β 的活性受卵巢激素的调节。通过移植实验比较野生型和杂合型乳腺上皮细胞 TGF-β 的表达水平，结果显示脂肪垫缺失者中 TGF-β 表达降低 90%，表明该生长因子以一种自分泌或旁分泌的方式抑制上皮细胞的增殖。妊娠期，TGF-β 信号通路可被 miR-31 转录后所调控的 Wnt 信号通路抑制，促进乳腺干细胞增殖和自我更新，抑制分化，防止乳腺早熟。泌乳后的退化过程中，乳腺上皮的 TGF-β-3mRNA 和蛋白质可迅速诱导乳腺上皮细胞凋亡发生。将取自突变的 TGF-β-3 缺失小鼠的新生乳腺组织移植到同源宿主，导致明显的细胞死亡抑制，与野生型鼠对照出现乳汁淤积。通过调控 β-乳球蛋白激活的亲代抗生物皮肤生长因子（decapentaplegic，Dpp）同源体（Smad4），使转基因小鼠过表达 TGF-β-3，并转移至细胞核内，促进细胞凋亡。这些结果直接说明，在退化过程中，TGF-β-3 是乳汁淤积诱导的局部细胞因子，引起乳腺上皮细胞凋亡。

许多其他转录因子，如 GATA 结合蛋白 3、Elf-5、缺氧诱导因子-1α（hypoxia inducible factor，HIF-1α）等被证明可以调节导管上皮细胞及腺泡细胞的发育。GATA 结合蛋白 3 已经被证明对导管上皮细胞的分化至关重要，而催乳素调节的转录因子 Elf-5 对妊娠期建立分泌腺泡系是必需的。作为哺乳期的关键调控因素，乳腺对营养物质的摄取已经被阐明，HIF-1α 可以抑制乳腺腺体的分化和脂质分泌，最终导致哺乳期结束和乳汁成分的显著改变。这些影响的产生可能部分与 HIF-1α 调控的葡萄糖转运体-1 表达有关。

（高晴倩　赵晓玲　丁思奇）

参考文献

［1］邵志敏，沈镇宙.乳腺原位癌［M］.上海：复旦大学出版社，2017：1-25.

［2］HARRIS JR，LIPPMAN ME，MORROW M，et al.乳腺病学［M］.第4版.济南：山东科学技术出版社，2006：3-25.

［3］丁华野，刘彤华，张祥盛.乳腺病理诊断病例精选［M］.北京：人民卫生出版社，2015：25-35.

［4］王旭.28例副乳腺浆细胞性乳腺炎的临床诊治分析［J］.华西医学，2016，31（12）：2021-2023.

［5］吴畏，吴斌.男性浆细胞性乳腺炎21例临床分析［J］.中华乳腺病杂志（电子版），2013，7（6）：449-450.

［6］李艳桃，许锐，钟少文.男性乳房发育合并肉芽肿性乳腺炎一例［J］.中华乳腺病杂志（电子版），2013，7（5）：389-390.

［7］KRITIKOU EA，SHARKEY A，ABELL K，et al. A dual, non-redundant, role for LIF as a regulator of development and STAT3-mediated cell death in mammary gland［J］. Development, 2003, 130（15）: 3459-3468.

［8］PERSICHETTI P，POCCIA I，PALLARA T，et al. A new simple technique to correct nipple inversion using 2 V-Y advancement flaps［J］. Ann Plast Surg, 2011, 67（4）: 343-345.

［9］ROBINSON GW. Cooperation of signalling pathways in embryonic mammary gland development［J］. Nat Rev Genet, 2007, 8（12）: 963-972.

［10］HECKMAN BM，CHAKRAVARTY G，VARGO-GOGOLA T，et al. Crosstalk between the p190-B RhoGAP and IGF signaling pathways is required for embryonic mammary bud development［J］. Dev Biol, 2007, 309（1）: 137-149.

［11］MCG T D，LAHIRI A，LAITUNG J K. Correction of the severely inverted nipple: areola-based dermoglandular rhomboid advancement［J］. J Plast Reconstr Aesthet Surg, 2011, 64（12）:

e297-e302.

［12］HUMPHREYS RC，BIERIE B，ZHAO L，et al. Deletion of Stat3 blocks mammary gland involution and extends functional competence of the secretory epithelium in the absence of lactogenic stimuli［J］. Endocrinology, 2002, 143（9）: 3641-3650.

［13］HUR SM，CHO DH，LEE SK，et al. Experience of treatment of patients with granulomatous lobular mastitis［J］. J Korean Surg Soc, 2013, 85（1）: 1-6.

［14］DONG J，TONG T，REYNADO AM，et al. Genetic manipulation of individual somatic mammary cells in vivo reveals a master role of STAT5a in inducing alveolar fate commitment and lactogenesis even in the absence of ovarian hormones［J］. Dev Biol, 2010, 346（2）: 196-203.

［15］RUSSO J，LYNCH H，RUSSO IH. Mammary gland architecture as a determining factor in the susceptibility of the human breast to cancer［J］. Breast J, 2001, 7（5）: 278-291.

［16］RANI A，MURPHY JJ. STAT5 in Cancer and Immunity［J］. J Interferon Cytokine Res, 2016, 36（4）: 226-237.

［17］OAKES S R，NAYLOR M J，ASSELIN-LABAT M L，et al. The Ets transcription factor Elf5 specifies mammary alveolar cell fate［J］. Genes Dev, 2008, 22（5）: 581-586.

［18］HAN S，HONG YG. The inverted nipple: its grading and surgical correction［J］. Plast Reconstr Surg, 1999, 104（2）: 389-395, 396-397.

［19］李想.受孕激素调控的miR-31在乳腺发育中的功能与分子机制［D］.北京：中国农业大学，2017.

［20］孟莹莹.脂肪酸对初情期小鼠乳腺发育的影响及其分子机制研究［D］.广州：华南农业大学，2017.

第二章

非哺乳期乳腺炎概述

非哺乳期乳腺炎是一类发生在非哺乳期的乳房慢性炎症性疾病。本章主要介绍非哺乳期乳腺炎的命名以及分类。

第一节
命　名

回顾文献发现，非哺乳期乳腺炎的名称初起大多以临床表现来命名，随着学者们对这类疾病认识的增加，逐渐以病理表现来命名。

国外关于非哺乳期乳腺炎的相关报道始于 1850 年，Birkett 首次认为该类病变为"输乳管的病态"，是乳晕下导管的一种炎症状态。Bloodgood 在 1921 年将导管扩张和导管周围炎症描述为病理特征，1923 年首次确认该疾病为独特的临床实体，并命名为静脉扩张肿（the varicoele tumor）。1925 年，Ewing 提出一类以非周期性乳房疼痛、乳头溢液、乳头凹陷、乳晕区肿块、非哺乳期乳房脓肿、乳晕部瘘管为主要表现的良性乳腺疾病，称之为管周性乳腺炎（periductal mastitis，PM）。

1933 年，Adair 发现在该病的晚期阶段，扩张导管中的刺激性物质可溢出管外引起以浆细胞浸润为主的炎症反应，称为浆细胞性乳腺炎（plasma-cell mastitis，PCM）。1948 年，Ingier 介绍这病理过程时，命名为闭塞性脉管炎（obliterans）。1950 年，Burkitt 首先从组织学特征上描述该病为乳腺导管病变（mammary duct diseases）。1951 年，Haagensen 根据其病理特点命名为乳腺导管扩张症（mammary duct ectasia，MDE）。1951 年，Zuska

等将发生于乳晕周围的病变描述为乳腺瘘，也被称为 Zuska 病。同期尚存有一些描述不同症状的名称，如乳腺瘘（mammary fistula）、粉刺性乳腺炎（comedo mastitis）、闭塞性乳腺炎（mastitis obliterans）等，但由于病理上在管周的炎症中主要存在的细胞是浆细胞，因此当时仍一度使用浆细胞性乳腺炎的名称。

20 世纪 80 年代末，国外学者普遍认为所有纷繁复杂的命名实际上均从不同角度描述了同一疾病的不同病理状态，并称其为管周乳腺炎 / 导管扩张症（periductal mastitis / duct ectasia，PM / DE）。20 世纪 90 年代中期以来，乳晕下脓肿（subareolar abscess，SA）这一病名逐渐得到重视，认为这一概念统一了乳管周围炎、Zuska 病、粉刺性乳腺炎、乳腺闭塞性脉管炎、乳腺导管瘘等，这些病名都曾一度被认为是独立性疾病，如今也有学者认为这是同一种疾病的不同病理状态。Maguid 和他的团队将这组症候概括地称为乳腺导管相关炎性疾病（mammary duct associated inflammatory disease sequence，MDAIDS），这一统一的概念指代了所有由于导管阻塞、扩张、炎症和破裂引起的乳腺疾病状态，代表了一组扩张的导管周围明显的炎症反应到脓肿、瘘管、纤维化、瘢痕组织形成的症候群。

肉芽肿性乳腺炎的病名首次出现在 1972 年，以色列病理科医生 Kessler 和外科医生 Wolloch 在美国临床病例杂志上报道了 5 例误诊为乳腺癌被转外科手术的病例，首次提出肉芽肿性乳腺炎的病名，文中提出肉芽肿性乳腺炎的临床表现与乳腺癌相似，病理上病灶以乳腺腺体小叶为中心，可见急、慢性炎症混合存在伴脓肿或微脓肿，伴乳腺小叶非干酪样坏死的肉芽肿。在这篇报道之后，关于肉芽肿性小叶乳腺炎的报道越来越多。

国内关于非哺乳期乳腺炎的最早报道是在 1958 年，顾伯华报道了一种命名为慢性复发性乳腺漏管伴有乳头内缩的疾病。自 20 世纪 70 年代开始，国内学者结合当时的国外相关报道，发现其临床表现与浆细胞性乳腺炎存在相似，均为好发于非哺乳期、以导管扩张和浆细胞浸润为病变基础的慢性非细菌性乳腺炎症，故认为其诊断应对应于浆细胞性乳腺炎，其后将其收录入《实用中医外科学》，命名为粉刺性乳痈。1993 年，陆德铭认为这是一种以导管扩张为基础，病变复杂而多样化的慢性乳腺良性疾病，并将之命名为乳腺导管扩张综合征。

中华医学会在 2006 年出版了《临床诊疗指南·外科学分册》，书中提到一种病程冗长、病变复杂而多样化的慢性乳腺病，称为乳腺导管扩张症，在疾病后期某一病理阶段，当病变组织以浆细胞浸润为主时，又称为浆细胞性乳腺炎。2007 年，美国哈里斯等主编，王永胜、于金明、叶琳主译的《乳腺病学》一书提到乳房感染中的非哺乳期感染又可以分为发生在乳房中央区乳晕周围的感染和影响乳房周围组织的感染两类，包括乳晕周围感染、乳腺导管瘘、周围型非哺乳期乳房脓肿。另外肉芽肿性小叶乳腺炎属于其他少见的感染类型，其特征是非干酪样肉芽肿和局限在小叶的微脓肿。2008 年，吴孟超、吴在德主编《黄家驷外科学》第 7 版，其中的乳腺疾病由沈镇宙撰写。该书认为浆细胞性乳腺炎是乳腺良性疾病，在不同阶段有不同命名，如乳腺导管扩张症、粉刺性乳腺炎、化学性乳腺炎等。2009 年龚西骅、丁华野主编的《乳腺病理学》将此类疾病归类在乳腺炎症与反应性疾病之下的乳腺非特异性感染性疾病，并认为乳腺导管扩张症、浆细胞性乳腺炎及肉芽肿性小叶乳腺炎均为此类疾病中的非化脓性乳腺炎；提出其中的乳腺导管扩张症又叫导管周围性乳腺炎，认为它并不是一个单独病种，而是一组以导管扩张为基础的乳腺慢性炎症，在不同阶段有不同的临床表现和病理特征。包括阻塞性乳腺炎、化学性乳腺炎、粉刺性乳腺炎、浆细胞性乳腺炎等。而肉芽肿性小叶乳腺炎也称哺乳后瘤样肉芽肿性乳腺炎、乳腺瘤样肉芽肿、特发性肉芽肿性乳腺炎、小叶周围性乳腺炎等。2009 年由英国曼赛、韦伯斯特、斯维特兰登所著，2013 年经郑新宇主译的《乳腺良性病变与疾病》一书，认为导管扩张症、导管周围乳腺炎综合征包含一系列的病变过程，可单独或联合存在，这些过程包括导管扩张、组织学的导管周围乳腺炎、细菌性乳腺炎、管周纤维化。肉芽肿性乳腺炎与周边型小叶周围乳腺炎很相近，最好的治疗方法是手术直接切除近端扩张的导管。2013 年邵志敏、沈镇宙、徐兵河主编《乳腺肿瘤学》，认为非哺乳期乳腺炎包括导管周围乳腺炎及肉芽肿性乳腺炎。其中导管周围乳腺炎是乳头下输乳管窦变形和扩张引起的非哺乳期非特异性炎症，过去也称乳腺导管扩张症和浆细胞性乳腺炎。而肉芽肿性乳腺炎是一种少见的局限于乳腺小叶的良性肉芽肿性病变，国内是 1986 年由马国华首先报道的。其他乳腺炎症还包括乳腺结核、乳腺梅毒感染、乳腺放线菌病和布鲁菌病、乳腺真菌感染、乳腺寄生虫病等。

　　上海中医药大学附属曙光医院乳腺科团队查阅中国知网、PubMed、维普、万方及 Web of Science 各数据库近十年非哺乳期乳腺炎的相关文献，共查到 3 496 篇中、英文文献。文献中关于此病的命名占比分别是非哺乳期乳腺炎 777 篇（占 22.23%）、肉芽肿性乳腺炎 1 277 篇（占 36.53%）、特发性肉芽肿性小叶乳腺炎占 691 篇（占 19.77%）、浆细胞性乳腺炎 617 篇（占 17.65%）、乳腺导管扩张症 134 篇（占 3.83%）。其中英文文献中采用类固醇激素或免疫抑制剂治疗的文献，病名较多可见肉芽肿性乳腺炎或特发性肉芽肿性乳腺炎；采用抗微生物药物治疗的相关文献中，最多见的是特发性肉芽肿性乳腺炎，其次是肉芽肿性小叶乳腺炎或肉芽肿性乳腺炎，也可见到非哺乳期乳腺炎、复发性导管周围炎、慢性肉芽肿性乳腺炎等。中文文献中类固醇激素或抗微生物药物治疗的文献可见浆细胞性乳腺炎和肉芽肿性乳腺炎的命名比例相似；中药治疗的文献更多以浆细胞性乳腺炎或粉刺性乳痈命名。

（冯佳梅　陈玮黎）

第二节
分　类

非哺乳期乳腺炎包括非特异性和特异性两大类。非特异性非哺乳期乳腺炎包括乳腺导管扩张症、肉芽肿性小叶乳腺炎、乳晕下脓肿、硬化性淋巴细胞性乳腺炎、IgG4 相关硬化性乳腺炎、乳房结节病、乳腺结节性非化脓性脂膜炎。特异性非哺乳期乳腺炎包括乳房结核病、乳腺猫爪病、乳腺真菌病和乳腺寄生虫病。

一、乳腺导管扩张症

乳腺导管扩张症（duct ectasia，DE）又名导管周围乳腺炎（periductal mastitis，PM）。它是一组以导管扩张为基础的乳腺慢性炎症，发病率占乳腺良性病变的 4%～5%。疾病在不同阶段有不同的临床表现及病理特征，包括阻塞性乳腺炎、粉刺性乳腺炎、化学性乳腺炎、浆细胞性乳腺炎等。

病理特征是导管高度扩张，管腔内充满红染颗粒状浓稠物质，管壁周围见不同数量的淋巴细胞、浆细胞浸润。导管内积聚物不断增多会进一步出现导管破坏，管壁不连续，导管内的积聚物漏出管腔进入间质，引发剧烈炎症反应，导管周围出现脂肪坏死、大量浆细胞、嗜酸性粒细胞、淋巴细胞浸润，可见泡沫细胞聚集，有时可有多核巨细胞、上皮样细胞形成肉芽肿结构。导管破裂管腔内容物渗出引起的异物肉芽肿也常累及小叶，可见导管扩张症合并小叶肉芽肿的改变。

二、肉芽肿性小叶乳腺炎

肉芽肿性小叶乳腺炎（granulomatous lobular mastitis，GLM）是一种慢性炎症性乳房疾病。也称小叶肉芽肿性乳腺炎、乳腺瘤样肉芽肿、小叶周围性乳腺炎。该病多发于有生育史的育龄妇女。目前病因不明。

病理上典型镜下表现以乳腺小叶为中心的非干酪样肉芽肿形成。肉芽肿中央可见以中性粒细胞浸润为主的微脓肿，周围有组织细胞、巨噬细胞、多核巨细胞围绕，最外周是淋巴细胞、浆细胞等炎症细胞及纤维母细胞包绕成环。病变可累及小叶内终末导管，可见小导管扩张，导管上皮变性、脱落，管腔内有炎性渗出物或坏死物，管周有不同比例淋巴细胞、浆细胞、嗜酸性粒细胞等炎细胞浸润。肉芽肿性小叶乳腺炎具有两类特殊类型，分别是特发性肉芽肿性小叶乳腺炎和囊性中性粒细胞性肉芽肿性乳腺炎。

三、乳晕下脓肿

乳晕下脓肿（subareolar abscess，SA）又称乳管瘘、伴有输乳管鳞化的脓肿或 Zuska 病。可以发生在一侧或双侧乳腺，多伴有乳头畸形或内陷。

病理形态特征可见乳晕下组织有明显化脓性炎的病理改变，形成小脓肿，乳头部大导管扩张，管腔内充满红染无结构分泌物，脱落的上皮细胞、泡沫细胞和炎细胞。导管上皮出现鳞状上皮化生，多有角化。导管周边乳腺组织呈慢性炎症改变。

四、硬化性淋巴细胞性乳腺炎

硬化性淋巴细胞性乳腺炎（sclerotic lymphocytic mastitis，SLM）是以淋巴细胞性小叶炎、乳管炎、血管炎和致密的瘢痕疙瘩纤维化伴上皮样成纤维细胞增生为特征。该病多见于青年和中年女性。其发生与糖尿病、自身免疫性疾病有关。临床上以乳房肿块为主要表现，质地较硬，易于乳腺癌混淆。

病理上可见病变组织质地较硬，无包膜，切面呈灰白色小结节状。镜下典型的病变是乳腺小叶内大量淋巴细胞、浆细胞浸润，导管和血管周围也有淋巴细胞浸润。间质内可见纤维组织增生，以成纤维细胞、纤维母细胞增生为主。病程较长者可见小叶内腺泡萎缩，间质胶原化明显，最后小叶萎缩至消失，大量淋巴细胞取代小叶并形成淋巴滤泡，间质进一步玻璃样变，此时称为淋巴组织滤泡增生（假性淋巴瘤）。

五、IgG4 相关硬化性乳腺炎

IgG4 相关硬化性疾病是一种与 IgG4 相关、累及多器官的慢性进行性自身免疫性疾病。IgG4 相关硬化性乳腺炎（IgG4-related sclerosing mastitis，IgG4-RM）是 IgG4 相关硬化性疾病家族的成员之一，2009 年由 Cheuk 首次报道。该病非常罕见，好发于中年妇女，表现为乳腺可触及的无痛性肿块，可有全身淋巴结肿大、特发性眼睑水肿、哮喘、间质性肺炎、主动脉炎、胰胆管炎等全身多器官累及表现。多数患者免疫抑制治疗有效，但长期预后仍然未知。

镜下可见淋巴细胞、浆细胞呈结节性浸润，常见大量淋巴细胞和反应性的淋巴滤泡增生。大多数淋巴滤泡形态正常，小淋巴细胞侵入生发中心，可见到玻璃样变性的血管穿透生发中心。有不同程度的间质硬化，在淋巴浆细胞结节周围常有明显的间质硬化，形成宽大的纤维带或包膜样纤维圆环。在重度炎细胞浸润区，可见小叶腺泡缺失。在病变的外周可见少许残留的导管，导管周围有纤维化。偶尔可见静脉炎。

血清学检查 IgG4 浓度升高（＞140 mg / dl），镜下见弥漫性 IgG4$^+$ 浆细胞浸润是诊断 IgG4-RM 的主要依据。免疫组化结果提示 IgG4$^+$ 浆细胞的绝对值＞50 个 / HPF 以及 IgG4$^+$ / IgG$^+$＞40% 可以确诊。诊断上需要与硬化性淋巴细胞性乳腺炎、浆细胞性乳腺炎、肉芽肿性乳腺炎、淋巴瘤、卡斯尔门病、炎性假瘤、放射后乳腺炎等疾病鉴别。

六、乳房结节病

乳房部位的结节病（sarcoidosis）一般是全身结节病累及乳房皮肤，也有部分病例原发于乳腺，并可以长期局限在乳腺部位。乳腺结节病虽然罕见，但一旦出现，临床表现与肿瘤类似。起病时可有发热、体重减轻、关节痛、白细胞减少等全身症状。急性期一般无皮肤病变，慢性结节患者常出现皮肤斑块、丘疹或皮下小结节。

病理上可见病变由非坏死性肉芽肿组成，伴小叶内和小叶外间质不同数量的巨细胞。肉芽肿较小，大小相对一致，界限比较清楚，一般不融合，结节中央一般无坏死，有时也可以有少量干酪样坏死，周围炎症细胞也较少，即所谓裸结节，多核巨细胞常见，偶尔在多核巨细胞内可以找到星状小体，但无特异性。病变后期肉芽肿可完全消退或发生纤维化。

七、乳腺结节性非化脓性脂膜炎

结节性非化脓性脂膜炎（nodular nonsuppurative panniculitis，NNP）是一种以脂肪组织为靶器官的炎性非化脓性疾病，又称为特发性小叶性脂膜炎或复发性发热性非化脓性脂膜炎。以反复发作性皮下结节、发热为主要特征，可伴全身多系统损害。

病理表现为皮下脂肪组织变性坏死，中性粒细胞、淋巴细胞浸润，炎性肉芽组织增生，将脂肪组织分隔成结节状。病变早期，乳腺小叶消失，脂肪组织间隔明显增宽，大量非特异性炎细胞浸润于脂肪间隔内，包括中性粒细胞、嗜酸性粒细胞、淋巴细胞和组织细胞，脂肪细胞变性、坏死，细胞核消失，病变组织内常见血管炎。较陈旧的病变，变性坏死的脂肪组织中有大量巨噬细胞出现，吞噬这些变性的脂肪细胞，并形成泡沫细胞。病变后期，泡沫细胞明显减少或消失，被成纤维细胞取代，以后逐渐胶原化，形成纤维瘢痕。

八、乳房结核病

乳房结核病（tuberculosis，TB）是指发生在乳房部位的结核，多数为全身播散性结核感染的局部表现，少数为原发性乳房结核。

病理上大体标本可见病变区界限不清，质地较硬，有灰白色的坏死灶，可形成多发性窦道，切面见多灶性、不规则灰白色干酪性坏死。显微镜下病变区乳腺的小叶结构被破坏，典型病例形成上皮样肉芽肿，中央出现干酪样坏死，周围为上皮样细胞及多核巨细胞，间质大量淋巴细胞浸润。部分患者抗酸染色可以找到抗酸杆菌，部分患者病变不典型，仅出现上皮样肉芽肿，或以中性粒细胞为主的炎细胞浸润，病变迁延不愈可形成寒性脓肿或窦道。

九、乳腺猫抓病

猫抓病（cat scratch disease，CSD）是与猫、犬、鼠等动物抓伤有关的皮肤、淋巴结病，发生在乳房罕见。病因不明，在猫抓伤 7～12 日后，局部皮肤出现丘疹，进而形成脓疱，最后结痂。同时伴有引流区域淋巴结肿大、触痛，淋巴结肿大持续时间长。

病理上镜下可见皮肤抓伤区的活检显示真皮浅层出现小的化脓性感染灶，周围有比较密集的组织细胞、淋巴细胞和多核巨细胞聚集。淋巴结早期显示淋巴组织的增生性改变，淋巴结窦索结构基本存在，可以看到较多的组织细胞反应，稍后形成上皮样肉芽肿性改变，中央区凝固性坏死，有较多的中性粒细胞浸润，形成小脓肿。

十、乳腺真菌病

乳腺真菌病（fungus disease，FD）是发生在乳腺深部软组织的霉菌病。感染真菌主要包括曲菌、毛霉菌、芽生菌、隐球菌、孢子丝菌、组织胞浆菌等。

病理上镜下主要表现为肉芽肿性炎，肉芽肿中央为凝固性坏死，有比较多的中性粒细胞及嗜酸性粒细胞浸润，分泌物或菌痂用 PAS 或 PAM（periodic acid methenamine silve）染色可以直接找到菌丝或孢子。

十一、乳腺寄生虫病

乳腺寄生虫病（parasitic disease，PD）是指发生在乳腺的寄生虫感染，近些年由于环境污染及不良饮食习惯等原因，发病率有所增加。累及乳腺部位的寄生虫病尽管少发，但种类却较多，累及皮肤和皮下组织的寄生虫几乎都可以在乳房部位致病，其中以丝虫感染为最多见，另外囊虫病、包虫病、肺吸虫病和血吸虫病等感染也偶有报道。

寄生虫感染形成的病理改变具有一定的共性，即形成所谓肉芽肿性病变，与其他种类的肉芽肿病变类似，寄生虫性肉芽肿主要由上皮样细胞融合而成，散布异物巨细胞，多种炎细胞浸润，嗜酸性粒细胞数量多，有时形成嗜酸细胞性脓肿，部分患者可以找到虫体，如微丝蚴、疥螨、囊尾蚴头节等，从而确诊感染的寄生虫类型，并与特发性上皮样肉芽肿性病变相鉴别。

参考文献

［1］BIRKETT J. The diseases of the breast, and their treatment［J］. the British and Foreign Medico-Chirurgical Review, 1850, 6.

［2］BLOODGOOD J. Pathology of chronic cystic mastitis of female breasts: With special consideration of blue-domed cysts［J］. Arch Surg, 1921, 3: 445-452.

［3］BLOODGOOD J. The clinical picture of dilated ducts beneath the nipple frequently to be palpated as a doughy worm like mass The varicoele tumour of the breast［J］. Surg Gynecol Obstet, 1923 (36): 486.

［4］ADAIR F. Plasma cell mastitis-a lesion stimulating mammary carcinoma［J］. Arch Surg, 1933, 26 (5): 735.

［5］TICE G, DOCKERTY M, HARRINGTORI S. Comedomastitis. A clinical and pathological study of data in 172 cases［J］. Surf Gynecol Obstet, 1948 (87): 525.

［6］CUTLER M. Plasma-cell mastitis: report of a case with bilateral involvement［J］. Br Med J, 1949, 1 (4593): 94-96.

［7］HAAGENSEN CD. Mammary-duct ectasia: a disease that may simulate carcinoma［J］. Cancer, 1951, 4 (4): 749-761.

［8］ZUSKA JJ, CRILE GJ, AYRES WW. Fistulas of lactiferous ducts［J］. Am J Surg, 1951, 81 (3): 312-317.

［9］HALE JE, PERINPANAYAGAM RM, SMITH G. Bacteroides: an unusual cause of breast abscess［J］. Lancet, 1976, 2 (7976): 70-71.

［10］PETERS F, SCHUTH W. Hyperprolactinemia and nonpuerperal mastitis (duct ectasia)［J］. JAMA, 1989, 261 (11): 1618-1620.

［11］MEGUID M M, PATRICIA K C K. chapter 6A—Subareolar breast abscess: the penultimate stage of the mammary duct-associated inflammatory disease sequence［M］// the Breast (Fourth Edition). W.B. Saunders, 2009: 107-144.

［12］MEGUID MM, OLER A, NUMANN PJ, et al. Pathogenesis-based treatment of recurring subareolar breast abscesses［J］. Surgery, 1995, 118 (4): 775-782.

［13］SCHOLEFIELD J H, DUNCAN J L, ROGERS K. Review of a hospital experience of breast abscesses［J］. Br J Surg, 1987, 74 (6): 469-470.

［14］BUNDRED N J, DOVER M S, ALUWIHARE N, et al. Smoking and periductal mastitis［J］. BMJ, 1993, 307 (6907): 772-773.

［15］BUNDRED N J, DIXON J M, LUMSDEN A B, et al. Are the lesions of duct ectasia sterile? ［J］. Br J Surg, 1985, 72 (10): 844-845.

［16］KITCHEN P R. Management of sub-areolar abscess and mammary fistula［J］. Aust N Z J Surg, 1991, 61 (4): 313-315.

［17］WALKER AP, EDMISTON CJ, KREPEL C J, et al. A prospective study of the microflora of nonpuerperal breast abscess［J］. Arch Surg, 1988, 123 (7): 908-911.

［18］TOURNANT B. Lymphocytic plasma cell

mastitis［J］. Arch Anat Cytol Pathol，1995，43
（1-2）：88-92.

［19］ COLABAWALLA BN. Plasma-cell mastitis［J］.
Br Med J，1957，2（5057）：1352.

［20］ DIXON J M. Periductal mastitis／duct ectasia
［J］. World J Surg，1989，13（6）：715-720.

［21］ PETRAKIS NL，MIIKE R，KING EB，et al.
Association of breast fluid coloration with age，
ethnicity，and cigarette smoking［J］. Breast
Cancer Res Treat，1988，11（3）：255-262.

［22］ DIXON J M，RAVISEKAR O，CHETTY U，
et al. Periductal mastitis and duct ectasia：different
conditions with different aetiologies［J］. Br J
Surg，1996，83（6）：820-822.

［23］ RAHAL RM，JUNIOR RF，REIS C，et al.
Prevalence of bacteria in the nipple discharge of
patients with duct ectasia［J］. Int J Clin Pract，
2005，59（9）：1045-1050.

［24］ 顾伯华. 采用挂线疗法治愈慢性复发性乳腺漏
管伴有乳头内缩 12 例病例报告［J］. 上海中医
药杂志，1958（9）：18-20.

［25］ 顾伯华. 实用中医外科学［M］. 上海：上海科
学技术出版社，1985：135.

［26］ 陆德铭. 实用中医乳房病学［M］. 上海：上海
中医学院出版社，1993：142.

［27］ 李颖，朱思伟，沈乃欢. 良性乳腺导管疾病
的诊断与治疗［J］. 中国实用外科杂志，1994
（6）：324-326.

［28］ 中华医学会. 临床诊疗指南外科学分册［M］.
北京：人民卫生出版社，2006：89.

［29］ HARRIS JR.，LIPPMAN ME.，MONICA
M. 乳腺病学［M］. 第 3 版. 济南：山东科学
技术出版社，2007：51-52.

［30］ 吴孟超，吴在德. 黄家驷外科学［M］. 第 7
版. 北京：人民卫生出版社，2008：1153.

［31］ 龚西騟，丁华野. 乳腺病理学［M］. 北京：人
民卫生出版社，2009：132-134.

［32］ 曼赛，韦伯斯特，斯维特兰登. 乳腺良性病
变与疾病［M］. 沈阳：辽宁科学技术出版社，
2013：175.

［33］ 邵志敏，沈镇宙，徐兵河. 乳腺肿瘤学［M］.
上海：复旦大学出版社，2013：244.

第三节

非哺乳期乳腺炎的流行病学

非哺乳期乳腺炎是一组非特异性炎症性疾病，以乳腺导管扩张症、肉芽肿性小叶乳腺炎最为常见，虽然都为乳腺慢性炎症，但其发病情况、生物学行为和预后转归存在一定差异。因此，本节将分别描述乳腺导管扩张症及肉芽肿性小叶乳腺炎的发病情况、自然病程、风险因素以及复发的危险因素。

一、发病情况和自然病程

（一）发病情况

非哺乳期乳腺炎的发病率逐年递增，在全球其发病率占所有乳腺疾病的 0.3%～1.9%，在发展中国家的发病率占乳腺良性病变的 4%～5%，在中国非哺乳期乳腺炎占所有乳腺病变的 2%～5%。该病可见于任何年龄，回顾性分析 2004 年 4 月—2019 年 5 月于上海中医药大学附属曙光医院乳腺科接受手术治疗的 926 例非哺乳期乳腺炎患者的临床资料发现，

发病年龄为 13～70 岁，中位发病年龄为 31 岁，最多见于 21～40 岁的女性，产后 5 年以内者占 65.5%。

1. 乳腺导管扩张症　根据临床及病理学的不同诊断方法，乳腺导管扩张症的发病率可能在 1.1% 到 75%。该病通常累及大或中型乳腺导管，是导致乳头溢液和乳晕下肿块的最常见原因之一。一项针对中国 7 406 例乳腺导管扩张症的荟萃分析显示，其发病率为 2.5%；发病年龄最小 12 岁，最大 80 岁，中位年龄 39 岁；发病至就诊时间最短 1 日，最长 32 年，平均 8.6 个月。

2. 肉芽肿性小叶乳腺炎　肉芽肿性小叶乳腺炎占所有乳房炎症性疾病的 24%。全球不同地区的发病率不尽相同。在 Sheybani 等和 Altintoprak 等的研究中发现，地中海地区和亚洲发展中地区肉芽肿性小叶乳腺炎的发病比例较高，可能与人类白细胞抗原（human leukocyte antigen，HLA）相关性有关。Helal 等人的研究显示本病在埃及地区发病率相对较高，与土耳其和伊朗相近，明显高于美国、日本等国家。美国印第安纳州卫生部和疾控中心调查了 2006—2008 年肉芽肿性小叶乳腺炎的患病率，结果显示印第安纳波利斯共确诊了 9 例肉芽肿性小叶乳腺炎病例，肉芽肿性小叶乳腺炎的年患病率为 2.4 / 100 000，其中拉美裔女性的患病率高出 12 倍。根据 Altınbas 等在 2014 年发表于 *World J Clin Case* 的研究中显示，以 "idiopathic granulomatous mastitis" "granulomatous lobular mastitis" and "granulomatous mastitis" 为关键字，检索 1995—2014 年 PubMed 数据库，结果检索出近 200 篇文献，其中土耳其报道的病例最多（＞200 例）；其次是中国（131 例）和韩国（128 例）；美国报道了 126 例病例；在欧洲国家中，法国的病例数最高（55 例），其他国家均未超过 50 例。报道病例数的国家分布见表 2-3-1。

表 2-3-1　自 1995 年以来 PubMed 报道的特发性肉芽肿性小叶乳腺炎病例的国家分布情况

＞100 例	20～100 例	5～20 例	＜5 例
土耳其：＞200	沙特阿拉伯：96 例	西班牙：17	荷兰：4
中国：131	法国：55	加拿大：15	以色列：4
朝鲜：128	英国：48	巴基斯坦：14	奥地利：3
美国：126	伊朗：46	斯里兰卡：12	比利时：3
	文莱：43	突尼斯：12	加勒比国家联盟：2
	马来西亚：42	苏丹：11	秘鲁：1
	印度：46	澳大利亚：9	尼日利亚：1
	日本：33	意大利：7	科威特：1

续　表

＞100 例	20～100 例	5～20 例	＜5 例
	摩洛哥：30		牙买加：1
	约旦：25		希腊：1
	新西兰：24		挪威：1
	墨西哥：21		
	阿曼：20		

不同种族的人群中肉芽肿性小叶乳腺炎的发病率也存在差异。最早 Taylor 等人指出欧洲地区毛利人和太平洋岛民肉芽肿性小叶乳腺炎的发病率比其他欧洲居民更高，可能与不同种族对细菌易感度的差异有关，同时也与吸烟习惯或社会经济因素的差异有关。Tse 等在后来的研究中进一步证实了这一观点。David S. Barreto 等观察了 90 例肉芽肿性小叶乳腺炎的患者，其中 88.9% 的患者为西班牙裔，与其他种族相比，其发病率显著升高。Al-Khaffaf 等回顾性分析了 25 年来 18 例经组织病理学诊断为肉芽肿性小叶乳腺炎的患者，并与 133 例导管周围乳腺炎患者和 100 例健康人群进行了比较，结果与导管周围乳腺炎患者相比，肉芽肿性小叶乳腺炎的患者更年轻，多在产后 5 年内发病，在白种人中发病率更低。

（二）自然病程

有研究认为，肉芽肿性小叶乳腺炎是一种自限性疾病。根据临床案例报道显示，有 50%～87.5% 的肉芽肿性小叶乳腺炎患者可自行缓解。若不经治疗，大部分患者可在 15 个月内自发完全消退。但仅采用随访观察，不予治疗的方式只适用于症状较轻的患者，并且需要反复影像学和组织学检查。有学者提出，不论采取哪种治疗方式进行干预，自然病程一般为 6～12 个月。乳腺导管扩张症容易反复发作，迁延难愈，病程最长可达 10 年以上。但关于此病研究，尚缺乏大样本的流行病学调查。

二、风险因素

非哺乳期乳腺炎是一种病因复杂的疾病。发病的风险因素可能与自身免疫功能紊乱以及细菌感染相关，其他的风险因素还可能与乳腺导管闭塞、激素分泌失调、吸烟、服用药物等相关。目前，有关非哺乳期乳腺炎病因研究认识不足，难以形成共识。

（一）自身免疫系统疾病

1972 年，Kessler 等发现肉芽肿性小叶乳腺炎的组织病理学特点与肉芽肿性睾丸炎、肉芽肿性甲状腺炎等自身免疫性疾病很相似，因而认为该病也是一种自身免疫性疾病。David Martinez Ramos 系统回顾了 2013—2018 年关于肉芽肿性小叶乳腺炎的 70 篇文献，包含 3 060 例患者，分析指出肉芽肿性小叶乳腺炎主要与自身免疫反应有关，文献中 34% 的患者存在风湿性疾病，8% 的患者存在结节性红斑的表现。国内学者研究表明，既往有干燥综合征、下肢结节性红斑和关节炎等自身免疫疾病是肉芽肿性小叶乳腺炎的独立危险因素（OR = 6.793）。另外，在治疗上免疫抑制剂如糖皮质激素治疗的有效性，以及临床表现上部分患者在疾病过程中出现结节性红斑或关节炎都支持自身免疫假说。上海中医药大学附属曙光医院乳腺科团队对接受手术治疗的 926 例非哺乳期乳腺炎患者的回顾性研究显示，既往有风湿免疫疾病史患者比例为 0.6%（6 / 926），下肢红斑的患者比例为 6.3%（58 / 926）。因此，我们认为本病的发生与自身免疫功能紊乱存在一定的相关性。

（二）细菌感染

非哺乳期乳腺炎是否存在细菌感染历来存在较大争议。既往多认为其是一种无菌性的炎症，但随着研究的不断深入、检测手段的不断改进，部分学者逐渐认为细菌感染可能是本病的危险因素。目前研究认为非哺乳期乳腺炎主要与棒状杆菌包括克氏棒状杆菌和非克氏棒状杆菌，非结核分枝杆菌及其他细菌如铜绿假单胞菌、金黄色葡萄球菌以及不常见的放线菌、不动杆菌、红球菌等感染相关。

1. **棒状杆菌**　棒状杆菌是一种需氧的、具有不同形态的革兰阳性杆菌，属于正常乳腺菌群中的一种，乳腺微环境平衡被打乱则可成为致病菌。Taylor 等人在 2003 年首次报道棒状杆菌感染可能与肉芽肿性小叶乳腺炎相关，其在 62 例诊断为肉芽肿性小叶乳腺炎的患者中，34 例（54.8%）微生物培养结果鉴定为棒状杆菌，其中 14 例（41.2%）为克氏棒状杆菌。随着研究的进展，相继有学者报道肉芽肿性小叶乳腺炎患者乳腺组织中检测出棒状杆菌。Chen 等对 116 例肉芽肿性小叶乳腺炎患者行革兰染色发现其中 60 例（51.7%）可见革兰阳性杆菌，提示某种潜在致病菌可能在肉芽肿性小叶乳腺炎发生中起到作用。在一项 60 例肉芽肿性小叶乳腺炎患者粗针穿刺脓液标本的细菌培养结果提示：肉芽肿性小叶乳腺炎以棒状杆菌感染为主。因此，目前研究显示棒状杆菌感染可能是肉芽肿性小叶乳腺炎发病因素。另外，有研究指出不同地区肉芽肿性小叶乳腺炎相关的棒状杆菌类型不同。Taylor 等的研究中分离的棒状杆菌以谷氨酸棒状杆菌为主，在广东地区的刘晓雁等的研究中，检出的棒状杆菌以水生棒状杆菌和微小棒状杆菌为主，而同为广东地区唐玲玲等人的研究中则主要以微小棒状杆菌和 G 群棒状杆菌为主，构成比为 61.5%（48 / 78）。

2. 非结核分枝杆菌　国内外关于非结核分枝杆菌相关的乳腺感染的研究较少，与肉芽肿性小叶乳腺炎相关的非结核分枝杆菌主要有脓肿分枝杆菌和偶发分枝杆菌。目前报道的病例中，非结核分枝杆菌主要存在于肉芽肿性小叶乳腺炎患者的乳腺脓肿中。不同的病例报道对抗生素的有效性和耐药性不尽相同。Kamyab 报道了一例继发于非结核分枝杆菌的肉芽肿乳腺炎病例，患者经过多种抗生素疗程，包括环丙沙星、利奈唑胺和磺胺甲噁唑或甲氧苄啶，但是疗效不佳。而在另一篇病例报道中，替加环素和阿米卡星对治疗分枝杆菌引起的肉芽肿性小叶乳腺炎具有较好疗效。另外也有研究指出浆细胞性乳腺炎与分枝杆菌感染的关系较肉芽肿性乳腺炎更为密切。

3. 其他微生物　在一项对肉芽肿性小叶乳腺炎患者脓液标本进行细菌分离、鉴定的研究中，发现肉芽肿性小叶乳腺炎患者以金黄色葡萄球菌、铜绿假单胞菌为其主要致病菌。另外也有研究采用 16SrRNA 技术对非哺乳期乳腺炎乳腺标本进行鉴定，也检测出金黄色葡萄球菌及假单胞菌。

非哺乳期乳腺炎性疾病还与多种特殊病原微生物感染有关，目前报道的文献多为病例报道。其中报道较多的为放线菌，包括黏性放线菌（*Actinomyces viscosus*）、纽氏放线菌（*Actinomyces neuii*）、苏黎世放线菌（*Actinomyces turicensis*）等。也有研究报道了在非哺乳期乳腺炎检出了不动杆菌和红球菌等。

另外，也有学者提出混合细菌感染是引起本病的主要原因。Walker 等对 32 份导管周围乳腺炎乳腺脓肿标本进行培养，分离得到 108 种菌株，其中优势菌株为消化链球菌和凝固酶阴性葡萄球菌。Dixon 等对 51 例乳头溢液患者的标本进行培养，发现乳腺导管扩张症导致乳头溢液患者细菌培养的阳性率（62%）明显高于其他患者（5%），认为包括肠球菌、厌氧菌、拟杆菌属在内的多种细菌感染均可导致非哺乳期乳腺炎。

然而，也有学者认为，有些细菌都是常见的皮肤菌群成员，可通过乳腺导管进入腺体组织，成为乳房正常的内源性菌群，所以很难区分是否由于这些微生物引起了感染。Funke 的研究认为，如果革兰阳性杆菌伴多形核白细胞存在，或在预期正常条件下无菌的组织中检测到棒状杆菌，可以认为这些细菌感染是疾病发生的因素。

（三）乳头内陷及乳头损伤

乳头内陷多为先天性，一般是由于乳腺导管短缩和组织纤维化挛缩引起。乳头内陷可使乳腺导管内容物排出不畅发生积存，进而引发炎症。有报道称 46%～87.5% 的非哺乳期乳腺炎患者合并有乳头内陷，因此不少学者认为先天性乳头内陷是本病主要发病原因之一。多项文献对非哺乳期乳腺炎患者发病的危险因素进行多元 Logistic 回归分析，均证实了乳头内陷是非哺乳期乳腺炎发病的危险因素。姜苏晓等比较了 120 例经组织病理学确诊的肉芽肿性小叶乳腺炎患者与 220 例健康体检人群的临床资料，结果肉芽肿性小叶乳腺炎患者中乳头凹陷的比例为 73.33%（88 / 120），健康人群中仅占 1.82%（4 / 220），乳头凹陷为其独立的危险因素（OR = 4.783）。上海中医药大学附属曙光医院乳腺科团队对 593 例非哺乳期乳腺炎患者的发病危险因素分析显示，69.8% 的患者有先天性乳头内陷，因此认为乳头内陷是非哺乳期乳腺炎发病的独立危险因素（OR = 12.641）。

乳头损伤也与非哺乳期乳腺炎的发病风险增高有关。Gollapalli 等研究发现乳头损伤会增加非哺乳期乳腺炎中乳房脓肿形成的风险（OR = 10.2，95% CI 1.3～454.4），乳头穿刺后并不会立即出现乳晕下脓肿，通常在穿刺后 1 个月至 7 年，平均持续时间为 3.5 年。Jacobs VR 等进一步提出此风险为 10%～20%。

（四）性激素水平

乳腺是多种激素作用的靶器官，多项研究表明，内源性或外源性因素导致催乳素、雌激素、孕激素的异常分泌，与乳腺内相应受体结合后引起的乳腺分泌功能紊乱，是本病发病的危险因素。

1. 口服避孕药　口服避孕药促进了乳腺的分泌功能，因而被认为是非哺乳期乳腺炎发生的潜在病因。Oltean 等通过回顾性研究发现口服避孕药是肉芽肿性小叶乳腺炎的危险因素。多项研究表明肉芽肿性小叶乳腺炎和口服避孕药使用之间的相关性在 0～42%。然而也有研究并未发现两者之间存在相关性。

2. 催乳素水平升高　多项研究发现非哺乳期乳腺炎的发生与催乳素水平升高有关。Anatoly Nikolaev 等进行了 260 例肉芽肿性小叶乳腺炎患者的文献回顾研究，发现其中 4 例合并垂体微腺瘤，5 例合并多巴胺受体拮抗剂药物引起的高催乳素血症。另有报道 4 例佛罗里达州克利夫兰诊所收治的肉芽肿性小叶乳腺炎伴高催乳素血症患者，其中 3 例合并颅内病变，1 例是颅咽管瘤，切除病变瘤体后血催乳素水平恢复正常，而肉芽肿性小叶乳腺炎也得到了治愈。上海中医药大学附属曙光医院乳腺科团队对 510 例非哺乳期乳腺炎患者进行了血清垂体催乳素检测，发现 41.2% 的患者催乳素有不同程度的升高，其中既往有垂体瘤病史患者比例为 2.3%。

精神药物的使用亦可引起催乳素水平的升高。Sally C. Y. Wong 等对 37 名非哺乳期乳腺炎患者的回顾性临床研究显示，有精神疾病史患者的比例高达 37%。其中服用与高催乳素血症相关的抗精神病药物情况如下：6 例服用利培酮、3 例氟哌啶醇、2 例氯丙嗪、2 例盐酸氟哌嗪、1 例氟哌啶醇、1 例奥氮平、1 例帕罗西汀。上海中医药大学附属曙光医院乳腺科团队对 926 例非哺乳期乳腺炎患者的回顾性研究显示，1.2% 的患者既往有精神类药物使用史，这些患者均伴有血清催乳素水平的升高。因此，我们认为药物引起的血清催乳素水平升高是非哺乳期乳腺炎发病的危险因素之一。

3. 生育、哺乳情况和初潮年龄　生育、哺乳情况和初潮年龄也会影响体内的激素水平，成为非哺乳期乳腺炎发病的危险因素。生育和哺乳过程中激素的改变、腺体分泌功能的变化是疾病发生的基础。经过妊娠期的乳腺腺泡发育完全，分泌状态激活，回乳后若乳腺分泌状态持续激活或腺体复旧不全可能导致乳管分泌异常，大量脂质分泌物积聚，引发炎症浸润及纤维组织增生，激活免疫应答引起非特异性炎症改变。根据 Baslaim 等人的研究，所有病例均有妊娠和哺乳史。同样，Oran 等人报道，46 例非哺乳期乳腺炎患者中只有 3 例为未产妇。Gautier 等人观察了 11 例非哺乳期乳腺炎，所有病例有 5 年内生育和哺乳史。肖敏等通过回顾性分析 58 例特发性肉芽肿性乳腺炎患者及 91 例良性乳腺病患者的临床资料，发现特发性肉芽肿性乳腺炎组中约 69.0%（40 / 58）患者近 5 年有足月妊娠史，约 44.8%（26 / 58）有哺乳障碍，包括习惯用一侧乳房哺乳、乳头内陷、乳汁少、乳汁淤积等，提示两者均是非常重要的特发性肉芽肿性乳腺炎预测因子（OR = 6.657、2.492）。任伟等在关于非哺乳期乳腺炎发病危险因素的研究中，通过病例对照研究发现，初潮年龄晚、生育次数多是本病发病的危险因素，关于其机制则主要与影响催乳素水平有关，妊娠及分娩后催乳素水平升高，初潮年龄早者催乳素水平早期有明显下降，但初潮年龄较晚者催乳素水平无明显下降。但是临床上关于生育次数对非哺乳期乳腺炎的研究结果并不一致，除了生育次数增多增加患病风险的可能外，也有研究指出，生育次数的增多有利于乳腺管的通畅，能够降低非哺乳期乳腺炎的发病风险。初育年龄晚为该病的保护因素，但其可能的机制尚需进一步研究证实。上海中医药大学附属曙光医院乳腺科团队的病例资料数据表明，88.3% 的患者有生育史，且 55.6% 的患者在产后 3 年内发病，83.6% 患者有哺乳史，其中 18.7% 曾有哺乳期乳腺炎病史。

（五）吸烟

N J Bundred 等最早进行了吸烟与导管周围乳腺炎发生程度的相关性研究，研究表明吸烟与导管周围炎症程度显著相关（$P = 0.023$）。导管扩张与吸烟无关，但与导管周围炎症程度呈负相关（$P < 0.05$），且导管扩张的发生随年龄增长而增加。Dixon 等对 14 225 例患者进行了吸烟与导管周围乳腺炎或导管扩张症的相关性研究得出了类似的结果。Dixon 等认为烟草降解产物如类脂过氧化物、烟酸堆积会损伤、阻塞乳腺导管，引发导管周围炎症反应，大量吸烟会增加女性患乳腺导管周围炎的风险。Asoglu 等研究发现 18 例肉芽肿性小叶乳腺炎患者中有 14 例（77.8%）有吸烟史，Oran 等的调查显示肉芽肿性小叶乳腺炎患者吸烟率为 34.8%，Alkhaffaf 等人报道为 16.7%，Ozel 等为 50%。但也有研究发现吸烟与非哺乳期乳腺炎并无相关性，Baslaim 等人报道的 20 例非哺乳期乳腺炎中没有一例有吸烟史。上海中

医药大学附属曙光医院乳腺科团队对 926 例非哺乳期乳腺炎患者的回顾性分析显示，吸烟的患者仅占约 2.2%（13 / 593）。我国女性的吸烟率极低，仅为 2.4%，虽然吸烟是疾病病因学考虑的因素之一，但吸烟与非哺乳期乳腺炎之间的明确联系尚未建立。

（六）肥胖

肥胖被认为是由多种炎性因子诱导产生的一种全身性的慢性低度炎症状态，而肥胖所致局部炎症因子的变化可能与非哺乳期乳腺炎的发生相关。上海中医药大学附属曙光医院乳腺科团队发现肥胖可能是非哺乳期乳腺炎患者重要的发病因素，通过对 926 例非哺乳期乳腺炎患者发病因素的分析显示，$BMI > 28 \ kg / m^2$ 的患者占 24.4%，$BMI \geqslant 24 \ kg / m^2$，且 $\leqslant 28 \ kg / m^2$ 的患者占 8.1%。Bharat 等研究发现肥胖与非哺乳期乳腺脓肿相关，Alkhaffaf 等亦发现肥胖与肉芽肿性小叶乳腺炎也存在相关性。国内亦有多项研究通过与健康人群进行比较，发现非哺乳期乳腺炎患者的肥胖比例显著升高，是导致非哺乳期乳腺炎发病的独立危险因素。严敏文等研究显示，肥胖是非哺乳期乳腺炎的危险因素（OR = 7.018）。刘璐等发现非哺乳期乳腺炎患者超重 / 肥胖的比例为 37.5%，是非哺乳期乳腺炎的独立危险因素（OR = 1.25，95%CI 1.08～1.44，$P = 0.002$）。

（七）外伤

外伤是非哺乳期乳腺炎的独立危险因素。另有一项研究中显示乳房的局部撞伤是仅次于高催乳素血症的危险因素，该研究中提到多数患者回忆有患侧乳房的外伤或撞击史，推测其原因为乳房受到钝性损伤（如婴儿的撞击等）后，导管破裂，导管内分泌物外溢，从而激发自身免疫性炎症。姜苏晓等对 120 例肉芽肿性小叶乳腺炎患者进行了发病高危因素的研究，与同期 220 例健康体检患者比较，发现病例组有乳腺外伤史的比例为 11.67%，而对照组为 3.64%，组间比较有统计学差异（$P < 0.05$）。多因素分析亦显示乳腺外伤为肉芽肿性小叶乳腺炎发病的高危因素（OR = 2.529，$P < 0.05$）。刘云峰等对 45 例浆细胞性乳腺炎的高危因素进行分析，发现浆细胞性乳腺炎患者有乳腺外伤的比例高于其他类型非哺乳期乳腺炎患者。上海中医药大学附属曙光医院乳腺科团队的病历资料研究表明，有 10.8% 的患者在发病前短期内或发病过程中曾有过外伤史，外伤方式均为不同程度的撞击。因此认为外伤是本病发生的危险因素之一。

（八）焦虑状态

有研究显示焦虑也是引起肉芽肿性小叶乳腺炎的高危因素之一。该研究采用焦虑自评量表（SAS），比较肉芽肿性小叶乳腺炎患者与正常健康女性的心理情况，结果发现肉芽肿性小叶乳腺炎患者中有 15% 为焦虑状态，健康人群中焦虑的比例为 3.18%（OR = 2.804，95%CI : 1.643～5.948）。冯凯等研究显示，失眠或焦虑为非哺乳期乳腺炎的独立危险因素之一（OR = 4.2）。心理因素能够影响女性性激素的分泌，从而导致内分泌系统的紊乱，引发疾病的发生。随着生活节奏的日益加快，精神压力增大，焦虑人群的增加也可能是近年肉芽肿性小叶乳腺炎发病率攀升的原因之一。

（九）糖尿病

Rizzo 等对 98 例非哺乳期乳房脓肿患者进行分析发现，64% 的患者有糖尿病病史，而 27 例血糖正常的非哺乳期乳房脓肿患者在 5 年的随访中，7 例患者被诊断为糖尿病，该研究首次证实糖尿病与本病相关。其后陆续有文献报道糖尿病与本病的关系。Gollapalli 等对乳房脓肿的发生及复发因素进行分析研究，发现糖尿病为其危险因素。但糖尿病与本病相关文献报道较少，需进一步证实。

三、复发危险因素

非哺乳期乳腺炎虽然是一种乳腺良性疾病，但常迁延难愈，容易反复发作。有研究表明，非哺乳期乳腺炎患者的复发率为 5%～50%，其中经过手术和药物治疗后的复发率约为 24.8%，部分地区经过手术切除后复发率仍可达 50%。有研究显示，复发的中位时间为 97 日（范围 10～146 日），甚则有 9% 的患者会出现多次复发，给患者的生理和心理带来严重伤害。尽管非哺乳期乳腺炎存在一定的复发率，但关于复发相关的潜在因素的研究有限，目前主要认为与以下几种因素有关。

（一）乳头发育异常

当患者存在乳腺导管扩张或乳头内陷时，乳管口和乳管窦的鳞状上皮向纵深延伸，取代正常主乳管的柱状上皮并覆盖在乳管内壁上，其角化鳞屑及富于刺激性的脂质分泌物既可阻塞乳管又能诱发细菌感染，导致乳管壁破损和乳管周围炎，继而形成与大导管相通的乳晕旁脓肿，脓肿溃破或人工引流后，势必留下经久不愈的瘘管。研究表明，乳腺脓肿和瘘管（窦道）的形成增加了治疗后的复发率。与未形成瘘管的非哺乳期乳腺炎相比，形成瘘管的非哺乳期乳腺炎患者的复发风险是其 4.39 倍。推测其原因，可能为瘘管外口在分泌物减少时可以暂时假性愈合，但随着瘘管内容物的不断堆积，以及经乳头乳管继续侵入的细菌，可通过乳管破口的活瓣作用引发新一轮炎症过程，瘘管再度溃破溢脓。如此反复发作，迁延不愈可达 10 年之久。

（二）细菌感染

Bharat 等人通过研究发现多种细菌的混合感染可能是非哺乳期乳腺炎患者复发的危险因素之一。同时 Versluijs-Ossewaar 等研究进一步证实在复发的非哺乳期乳腺炎患者中厌氧菌感染的比例更高。Gollapalli 的研究则再次证实了 Bharat 等人的研究结果，同时认为乳腺脓肿的复发与耐甲氧西林金黄色葡萄球菌感染无关。Uysal 等研究认为肉芽肿性小叶乳腺炎的复发不仅与乳房局部的感染有关，与全身细菌感染也有显著关系。Co 等研究则进一步证实棒状杆菌的感染是疾病复发的独立危险因素，复发的危险度是非棒状杆菌感染患者的 32 倍。而在 Tay 等的研究中，棒状杆菌感染相关的肉芽肿性小叶乳腺炎患者复发风险是无棒状杆菌感染者的 2.64 倍。

（三）性激素水平

王永亮等分析了 60 例浆细胞性乳腺炎患者其催乳素水平与复发的关系，发现催乳素增高可能是浆细胞性乳腺炎复发的重要原因，亦是其独立危险的因素（OR = 2.05, 95%CI 1.29～3.27）。姜山等研究进一步证实血清催乳素水平与浆细胞性乳腺炎的复发呈正相关，同时他们认为监测血清催乳素水平可用于指导临床及患者预后评估。

（四）吸烟

吸烟引起非哺乳期乳腺炎复发的原因尚未明确，可能与其损害免疫过程有关。Bharat 等观察了 77 名非哺乳期乳腺炎患者，发现 57% 的患者出现了疾病的反复发作，多因素 Logistic 回归分析显示吸烟是非哺乳期乳腺炎患者复发唯一有统计学意义的危险因素。Gollapalli 和 Uysal 等研究同样认为吸烟与非哺乳期乳腺炎的复发有关，在 Gollapalli 的研究中发现吸烟者复发的可能性是不吸烟者的 15 倍，因此他认为吸烟可能引起脓肿的反复发作。Co 等研究认为吸烟的非哺乳期乳腺炎患者复发的危险度是不吸烟患者的 48 倍。吸烟与非哺乳期乳腺炎复发的具体机制尚不清楚，但有可能是烟雾毒素分泌到导管分泌物中损害了输乳管，导致瘢痕和乳晕后组织产生纤维蛋白。另外，吸烟可以抑制 IL-8 的产生，而 IL-8 可以促进炎症部位的中性粒细胞趋化，影响机体的免疫过程，导致复发。

（五）治疗方式的选择

Gollapalli 等研究发现在非哺乳期乳腺炎形成乳腺脓肿的患者中，需要手术干预的患者比不需手术干预的患者复发的可能性要高出 12 倍。然而，这个结果可能是由于选择偏倚造成，因为保守治疗失败的患者病情往往更复杂，需要手术干预。手术干预直接引起复发的可能性较小，仍需要更多的研究来阐明手术治疗与非手术治疗的有效性。Bharat 等研究进一步发现非哺乳期乳腺炎的复发与手术方式的选择有关，对于形成乳晕下脓肿的非哺乳期乳腺炎患者来说，切除病变的导管后其复发率明显低于不切除受影响导管的患者。多项研究结果显示广泛的手术切除降低了复发率。Seetharam Prasad 等研究显示经肿块切除或广泛切除治疗的患者复发率最低（18.18%）。任云等研究发现，联合治疗（药物＋手术）可以明显减少复发情况的发生，接受单纯手术治疗的患者复发的风险是接受联合治疗患者的 7.8 倍。

（六）年龄

Gollapalli 等研究认为在非哺乳期乳腺炎形成乳腺脓肿的患者中，大约有 53% 的患者会出现复发，同时发现年龄的增长与复发风险的增加有关，患者的年龄每增加 1 岁，复发率增加 8%。

（七）肥胖

任云等研究表明体重指数值高是引起非哺乳期乳腺炎复发的独立危险因素，肥胖患者的复发的风险是其他患者的 1.3 倍。炎症会通过脂肪组织更快地传播，这可能导致肥胖患者的临床表现更为复杂，复发率更高。

（八）其他

Azizi 等研究发现乳房皮肤损害与复发显著相关，有乳房皮肤损害的患者占所有复发人群的 27.12%，其复发的危险度是没有乳房皮肤改变患者的 1.83 倍。梁小燕等研究表明治疗时患者乳房肿块面积是影响非哺乳期乳腺炎治愈后复发的独立影响因素，肿块面积 ≥ 12.13 cm^2 的患者复发的危险度是肿块面积 ＜ 12.13 cm^2 患者的 1.41 倍。Marzieh Salehi 等研究发现乳房肿块的数量是唯一与肉芽肿性小叶乳腺炎复发相关的因素，每增加 1 个肿块，肉芽肿性小叶乳腺炎复发的可能性就会增加 24 倍。

（冯佳梅　邵士珺　瞿文超　杜楠楠　刘晨瑜）

 参考文献

［1］BIRKETT J. The diseases of the breast，and their treatment［J］. The British and Foreign Medico-Chirurgical Review，1850，6.

［2］BLOODGOOD J. Pathology of chronic cystic mastitis of female breasts：With special consideration of blue-domed cysts［J］. Arch Surg，1921（3）：445-452.

［3］BLOODGOOD J. The clinical picture of dilated ducts beneath the nipple frequently to be palpated as a doughy worm like mass：the varicoele tumour of the breast [J]. Surg Gynecol Obstet, 1923, 36：486.

[4] ADAIR F. Plasma cell mastitis-a lesion stimulating mammary carcinoma [J]. Arch Surg, 1933, 26 (5)：735.

[5] TICE G, DOCKERTY M, HARRINGTORI S. Comedomastitis：A clinical and pathological study of data in 172 cases [J]. Surf Gynecol Obstet, 1948 (87)：525.

[6] CUTLER M. Plasma-cell mastitis：Report of a case with bilateral involvement [J]. Br Med J, 1949, 1 (4593)：94-96.

[7] HAAGENSEN C D. Mammary-duct ectasia：A disease that may simulate carcinoma [J]. Cancer, 1951, 4 (4)：749-761.

[8] ZUSKA J J, CRILE G J, AYRES WW. Fistulas of lactiferous ducts [J]. Am J Surg, 1951, 81 (3)：312-317.

[9] HALE J E, PERINPANAYAGAM RM, SMITH G. Bacteroides：an unusual cause of breast abscess [J]. Lancet, 1976, 2 (7976)：70-71.

[10] PETERS F, SCHUTH W. Hyperprolactinemia and nonpuerperal mastitis (duct ectasia) [J]. JAMA, 1989, 261 (11)：1618-1620.

[11] MEGUID M M, PATRICIA K C K. chapter 6A — Subareolar breast abscess：The penultimate stage of the mammary duct-associated inflammatory disease sequence [M] // The Breast (Fourth Edition). W.B. Saunders, 2009：107-144.

[12] MEGUID MM, OLER A, NUMANN PJ, et al. Pathogenesis-based treatment of recurring subareolar breast abscesses [J]. Surgery, 1995, 118 (4)：775-782.

[13] SCHOLEFIELD JH, DUNCAN J L, ROGERS K. Review of a hospital experience of breast abscesses [J]. Br J Surg, 1987, 74 (6)：469-470.

[14] BUNDRED NJ, DOVER MS, ALUWIHARE N, et al. Smoking and periductal mastitis [J]. BMJ, 1993, 307 (6907)：772-773.

[15] BUNDRED NJ, DIXON JM, LUMSDEN AB, et al. Are the lesions of duct ectasia sterile? [J]. Br J Surg, 1985, 72 (10)：844-845.

[16] KITCHEN PR. Management of sub-areolar abscess and mammary fistula [J]. Aust N Z J Surg, 1991, 61 (4)：313-315.

[17] WALKER AP, EDMISTON CJ, KREPEL C J, et al. A prospective study of the microflora of nonpuerperal breast abscess [J]. Arch Surg, 1988, 123 (7)：908-911.

[18] TOURNANT B. Lymphocytic plasma cell mastitis [J]. Arch Anat Cytol Pathol, 1995, 43 (1-2)：88-92.

[19] COLABAWALLA B N. Plasma-cell mastitis [J]. Br Med J, 1957, 2 (5057)：1352.

[20] DIXON J M. Periductal mastitis / duct ectasia [J]. World J Surg, 1989, 13 (6)：715-720.

[21] PETRAKIS NL, MIIKE R, KING EB, et al. Association of breast fluid coloration with age, ethnicity, and cigarette smoking [J]. Breast Cancer Res Treat, 1988, 11 (3)：255-262.

[22] DIXON JM, RAVISEKAR O, CHETTY U, et al. Periductal mastitis and duct ectasia：different conditions with different aetiologies [J]. Br J Surg, 1996, 83 (6)：820-822.

[23] RAHAL RM, JUNIOR RF, REIS C, et al. Prevalence of bacteria in the nipple discharge of patients with duct ectasia [J]. Int J Clin Pract, 2005, 59 (9)：1045-1050.

[24] 顾伯华. 采用挂线疗法治愈慢性复发性乳腺漏管伴有乳头内缩12例病例报告 [J]. 上海中医药杂志, 1958 (9)：18-20.

[25] 顾伯华. 实用中医外科学 [M]. 上海：上海科学技术出版社, 1985：135.

[26] 陆德铭. 实用中医乳房病学 [M]. 上海：上海中医学院出版社, 1993：142.

[27] 李颖, 朱思倬, 沈乃欢. 良性乳腺导管疾病的诊断与治疗 [J]. 中国实用外科杂志, 1994 (6)：324-326.

[28] 中华医学会. 临床诊疗指南外科学分册 [M]. 北京：人民卫生出版社, 2006：89.

[29] HARRIS JR., LIPPMAN ME., MONICA M. 乳腺病学 [M]. 第 3 版. 济南：山东科学技术出版社, 2007：51-52.

[30] 吴孟超, 吴在德. 黄家驷外科学 [M]. 第 7 版. 北京：人民卫生出版社, 2008：1153.

[31] 龚西騟, 丁华野. 乳腺病理学 [M]. 北京：人民卫生出版社, 2009：132-134.

[32] 曼赛, 韦伯斯特, 斯维特兰登. 乳腺良性病变与疾病 [M]. 吉林：辽宁科学技术出版社, 2013：175.

[33] 邵志敏, 沈镇宙, 徐兵河. 乳腺肿瘤学 [M]. 上海：复旦大学出版社, 2013：244.

［34］LIU H，PENG W. Morphological manifestations of nonpuerperal mastitis on magnetic resonance imaging［J］. J Magn Reson Imaging，2011，33（6）：1369-1374.

［35］TAN H，LI R，PENG W，et al. Radiological and clinical features of adult non-puerperal mastitis［J］. Br J Radiol，2013，86（1024）：20120657.

［36］HELAL TE，SHASH LS，SAAD ES，et al. Idiopathic granulomatous mastitis：Cytologic and histologic study of 65 Egyptian patients［J］. Acta Cytol，2016，60（5）：438-444.

［37］TSE G M，POON C S，RAMACHANDRAM K，et al. Granulomatous mastitis：A clinicopathological review of 26 cases［J］. Pathology，2004，36（3）：254-257.

［38］WILSON J P，MASSOLL N，MARSHALL J，et al. Idiopathic granulomatous mastitis：In search of a therapeutic paradigm［J］. Am Surg，2007，73（8）：798-802.

［39］TAYLOR GB，PAVIOUR SD，MUSAAD S，et al. A clinicopathological review of 34 cases of inflammatory breast disease showing an association between corynebacteria infection and granulomatous mastitis［J］. Pathology，2003，35（2）：109-119.

［40］AL-KHAFFAF B，KNOX F，BUNDRED N J. Idiopathic granulomatous mastitis：a 25-year experience［J］. J Am Coll Surg，2008，206（2）：269-273.

［41］THOMAS WG，WILLIAMSON RC，DAVIES JD，et al. The clinical syndrome of mammary duct ectasia［J］. Br J Surg，1982，69（7）：423-425.

［42］AL-MASAD J K. Mammary duct ectasia and periductal mastitis in males［J］. Saudi Med J，2001，22（11）：1030-1033.

［43］严敏文，孙斌，汪伟. 非哺乳期乳腺炎的危险因素病例对照研究及治疗措施［J］. 中国妇幼保健，2020，35（17）：3197-3199.

［44］AZIZI A，PRASATH V，CANNER J，et al. Idiopathic granulomatous mastitis：Management and predictors of recurrence in 474 patients［J］. Breast J，2020，26（7）：1358-1362.

［45］MARTINEZ-RAMOS D，SIMON-MONTERDE L，SUELVES-PIQUERES C，et al. Idiopathic granulomatous mastitis：A systematic review of 3060 patients［J］. Breast J，2019，25（6）：1245-1250.

［46］TAN QT，TAY SP，GUDI MA，et al. Granulomatous mastitis and factors associated with recurrence：An 11-year single-centre study of 113 patients in Singapore［J］. World J Surg，2019，43（7）：1737-1745.

［47］CO M，CHENG V，WEI J，et al. Idiopathic granulomatous mastitis：a 10-year study from a multicentre clinical database［J］. Pathology，2018，50（7）：742-747.

［48］UYSAL E，SORAN A，SEZGIN E. Factors related to recurrence of idiopathic granulomatous mastitis：what do we learn from a multicentre study?［J］. ANZ J Surg，2018，88（6）：635-639.

［49］PRASAD S，JAIPRAKASH P，DAVE A，et al. Idiopathic granulomatous mastitis：an institutional experience［J］. Turk J Surg，2017，33（2）：100-103.

［50］梁小燕，刘忠民，黄海球，等. 五味消毒饮对非哺乳期乳腺炎急性期患者疗效的观察及复发相关因素分析［J］. 中医临床研究，2020，12（16）：16-19.

［51］郭绍文，吴雪卿，冯佳梅，等. 雌激素和孕激素受体在粉刺性乳痈的表达及意义［J］. 现代生物医学进展，2020，20（7）：1281-1284.

［52］屠道远，甄林林，李振，等. Toll样受体2/4在非哺乳期乳腺炎组织中的表达及意义［J］. 中华乳腺病杂志（电子版），2020，14（2）：92-97.

［53］任云，徐建忠，杨海波，等. 肉芽肿性小叶乳腺炎短期复发的高危因素研究［J］. 中国医药导报，2020，17（8）：144-147.

［54］姜山，谷元廷. 血清泌乳素水平与浆细胞性乳腺炎复发的相关性［J］. 河南医学研究，2020，29（7）：1181-1183.

［55］张学玲. CD68、CD163与IgG4联合检测对肉芽肿性乳腺炎患者的应用意义［J］. 系统医学，2019，4（19）：34-36.

［56］肖敏，李三荣，周戌. 特发性肉芽肿性乳腺炎发病的危险因素分析［J］. 中华乳腺病杂志（电子版），2019，13（5）：277-280.

［57］张少波，黄惠玲，郑晓宏，等. 浆细胞性乳腺炎患者外周血Treg细胞及Treg/Th17比率的检测及意义［J］. 中国现代普通外科进展，2019，22（8）：611-614.

［58］姜苏晓，王志忠，方堃. 肉芽肿性小叶乳腺炎高危因素调查分析［J］. 宁夏医学杂志，2019，

41（7）：631-633.

［59］曹中伟，王潇，尤广宁，等.浆细胞性乳腺炎分期与相关炎性因子及其信号通路的机制研究［J］.中西医结合心血管病电子杂志，2019，7（12）：84-85.

［60］张鹏斌，李鹏飞，朱林波，等.白细胞介素-35与白细胞介素-37在急性期浆细胞性乳腺炎患者外周血中的表达［J］.中国卫生检验杂志，2019，29（8）：970-971.

［61］王永亮，马迎光，赵斌，等.泌乳素水平与浆细胞乳腺炎病灶范围、乳头凹陷程度及复发的相关性分析［J］.中国实用医刊，2019（2）：45-48.

［62］程涓，丁华野，杜琳，等.肉芽肿性小叶乳腺炎与抗精神病药物的相关性探讨［J］.诊断病理学杂志，2014，21（7）：448-450.

［63］LIM R，BARKER G，LAPPAS M. TLR2，TLR3 and TLR5 regulation of pro-inflammatory and pro-labour mediators in human primary myometrial cells［J］. J Reprod Immunol，2017，122：28-36.

［64］CIANCIOLA N L，CHUNG S，MANOR D，et al. Adenovirus modulates toll-like receptor 4 signaling by reprogramming ORP1L-VAP protein contacts for cholesterol transport from endosomes to the endoplasmic reticulum［J］. J Virol，2017，91（6）：e01904-e01916.

［65］任伟.非哺乳期乳腺炎临床特征及危险因素探讨［J］.临床医药文献电子杂志，2017，4（56）：10950-10951.

［66］王华，倪青，高宇哲，等.NF-κBp65、ICAM-1和sICAM-1在浆细胞性乳腺炎中的表达及意义［J］.广东医学，2016，37（21）：3208-3211.

［67］刘晓雁，佟琳，罗强，等.肉芽肿性小叶乳腺炎细菌学分析［J］.广东医学，2016，37（16）：2454-2456.

［68］许锐，郭倩倩，杨乐平，等.非哺乳期乳腺炎患者血液中自身抗体和免疫指标的变化及其临床意义［J］.南方医科大学学报，2016，36（8）：1157-1159.

［69］刘璐，周飞，于理想，等.非哺乳期乳腺炎临床特征及危险因素分析［J］.中国实用外科杂志，2016，36（7）：774-777.

［70］NIKOLAEV A，BLAKE C N，CARLSON D L. Association between hyperprolactinemia and granulomatous mastitis［J］. Breast J，2016，22（2）：224-231.

［71］LIU Y，ZHANG J，ZHOU Y H，et al. IL-6 / STAT3 signaling pathway is activated in plasma cell mastitis［J］. Int J Clin Exp Pathol，2015，8（10）：12541-12548.

［72］ZHOU F，YU LX，MA ZB，et al. Granulomatous lobular mastitis［J］. Chronic Dis Transl Med，2016，2（1）：17-21.

［73］AGHAJANZADEH M，HASSANZADEH R，ALIZADEH SS，et al. Granulomatous mastitis：Presentations，diagnosis，treatment and outcome in 206 patients from the north of Iran［J］. Breast，2015，24（4）：456-460.

［74］GUCLU M，CANDER S，KIYICI S，et al. Serum macroprolactin levels in pregnancy and association with thyroid autoimmunity［J］. BMC Endocr Disord，2015（15）：31.

［75］BROWN K A. Impact of obesity on mammary gland inflammation and local estrogen production［J］. J Mammary Gland Biol Neoplasia，2014，19（2）：183-189.

［76］AKCAN A，OZ AB，DOGAN S，et al. Idiopathic granulomatous mastitis：Comparison of wide local excision with or without corticosteroid therapy［J］. Breast Care（Basel），2014，9（2）：111-115.

［77］张琨.性激素水平与乳腺导管扩张症的相关性分析［D］.济南：山东大学，2014.

［78］OLTEAN HN，SOLIMAN AS，OMAR OS，et al. Risk factors for chronic mastitis in morocco and egypt［J］. Int J Inflam，2013：184921.

［79］付嘉，熊斌，司传平，等.浆细胞性乳腺炎患者外周血CD4$^+$～CD25$^+$～CD127～-调节性T细胞变化［J］.中国免疫学杂志，2013，29（8）：821-824.

［80］ORAN ES，GURDAL SO，YANKOL Y，et al. Management of idiopathic granulomatous mastitis diagnosed by core biopsy：A retrospective multicenter study［J］. Breast J，2013，19（4）：411-418.

［81］HUR SM，CHO DH，LEE SK，et al. Experience of treatment of patients with granulomatous lobular mastitis［J］. J Korean Surg Soc，2013，85（1）：1-6.

［82］马瑞敏，张国军，康熙雄.Toll样受体与自身免疫性疾病关系的研究进展［J］.首都医科大学学报，2012，33（2）：177-181.

［83］GURLEYIK G，AKTEKIN A，AKER

F, et al. Medical and surgical treatment of idiopathic granulomatous lobular mastitis: a benign inflammatory disease mimicking invasive carcinoma [J]. J Breast Cancer, 2012, 15 (1): 119-123.

[84] AKDIS M, BURGLER S, CRAMERI R, et al. Interleukins, from 1 to 37, and interferon-gamma: Receptors, functions, and roles in diseases [J]. J Allergy Clin Immunol, 2011, 127 (3): 701-721.

[85] GOLLAPALLI V, LIAO J, DUDAKOVIC A, et al. Risk factors for development and recurrence of primary breast abscesses [J]. J Am Coll Surg, 2010, 211 (1): 41-48.

[86] 杨小红. 肉芽肿性乳腺炎组织 IL-2、IL-4 表达的相关性研究 [D]. 济南: 山东中医药大学, 2010.

[87] BHARAT A, GAO F, AFT RL, et al. Predictors of primary breast abscesses and recurrence [J]. World J Surg, 2009, 33 (12): 2582-2586.

[88] 孔成 .CD68、CD163、CD57、IgG4 在肉芽肿性乳腺炎中的表达及其临床意义 [D]. 长沙: 湖南师范大学, 2016.

[89] SALEHI M, SALEHI H, MOAFI M, et al. Comparison of the effect of surgical and medical therapy for the treatment of idiopathic granulomatous mastitis [J]. J Res Med Sci, 2014, 19 (Suppl 1): S5-S8.

[90] HOVANESSIAN LL, PEYVANDI B, KLIPFEL N, et al. Granulomatous lobular mastitis: Imaging, diagnosis, and treatment [J]. AJR Am J Roentgenol, 2009, 193 (2): 574-581.

[91] 苏莉. 浆细胞性乳腺炎 CD3、CD20、CD68 表达及其免疫机制研究 [D]. 银川: 宁夏医科大学, 2009.

[92] GUADAGNI M, NAZZARI G. Zuska's disease [J]. G Ital Dermatol Venereol, 2008, 143 (2): 157-160.

[93] BASLAIM MM, KHAYAT HA, AL-AMOUDI SA. Idiopathic granulomatous mastitis: a heterogeneous disease with variable clinical presentation [J]. World J Surg, 2007, 31 (8): 1677-1681.

[94] JIN MS, KIM SE, HEO J Y, et al. Crystal structure of the TLR1-TLR2 heterodimer induced by binding of a tri-acylated lipopeptide [J]. Cell, 2007, 130 (6): 1071-1082.

[95] AKIRA S, UEMATSU S, TAKEUCHI O. Pathogen recognition and innate immunity [J]. Cell, 2006, 124 (4): 783-801.

[96] LAI EC, CHAN WC, MA TK, et al. The role of conservative treatment in idiopathic granulomatous mastitis [J]. Breast J, 2005, 11 (6): 454-456.

[97] VERSLUIJS-OSSEWAARDE FN, ROUMEN RM, GORIS RJ. Subareolar breast abscesses: characteristics and results of surgical treatment [J]. Breast J, 2005, 11 (3): 179-182.

[98] ASOGLU O, OZMEN V, KARANLIK H, et al. Feasibility of surgical management in patients with granulomatous mastitis [J]. Breast J, 2005, 11 (2): 108-114.

[99] JACOBS VR, GOLOMBECK K, JONAT W, et al. Mastitis nonpuerperalis after nipple piercing: time to act [J]. Int J Fertil Womens Med, 2003, 48 (5): 226-231.

[100] AZLINA A F, ARIZA Z, ARNI T, et al. Chronic granulomatous mastitis: Diagnostic and therapeutic considerations [J]. World J Surg, 2003, 27 (5): 515-518.

[101] 黄亮, 孙强. 乳腺导管瘘的诊断和治疗（附115 例报告）[J]. 中国实用外科杂志, 2001 (11): 30-31.

[102] OHTA T, YAMASHITA N, MARUYAMA M, et al. Cigarette smoking decreases interleukin-8 secretion by human alveolar macrophages [J]. Respir Med, 1998, 92 (7): 922-927.

[103] DIXON J M, RAVISEKAR O, CHETTY U, et al. Periductal mastitis and duct ectasia: Different conditions with different aetiologies [J]. Br J Surg, 1996, 83 (6): 820-822.

[104] 赵光明, 贺房勇, 陈瑞武, 王湘水. 乳管瘘的诊断与治疗（附 32 例报告）[J]. 中级医刊, 1996 (2): 23-24.

[105] MEGUID MM, OLER A, NUMANN P J, et al. Pathogenesis-based treatment of recurring subareolar breast abscesses [J]. Surgery, 1995, 118 (4): 775-782.

[106] FURLONG A J, AL-NAKIB L, KNOX W F, et al. Periductal inflammation and cigarette smoke [J]. J Am Coll Surg, 1994, 179 (4): 417-420.

[107] BUNDRED NJ, DOVER MS, COLEY S,

et al. Breast abscesses and cigarette smoking [J]. Br J Surg, 1992, 79 (1): 58-59.

[108] SCHAFER P, FURRER C, MERMILLOD B. An association of cigarette smoking with recurrent subareolar breast abscess [J]. Int J Epidemiol, 1988, 17 (4): 810-813.

[109] NAKAHAMA Y, KANAZAWA M, YANAIHARA T, et al. Relation between endocrine changes and bodily development before and after the menarche [J]. Nihon Sanka Fujinka Gakkai Zasshi, 1982, 34 (9): 1465-1472.

[110] ALTINTOPRAK F, KIVILCIM T, OZKAN O V. Aetiology of idiopathic granulomatous mastitis [J]. World J Clin Cases, 2014, 2 (12): 852-858.

[111] RIZZO M, PENG L, FRISCH A, et al. Breast abscesses in nonlactating women with diabetes: clinical features and outcome [J]. Am J Med Sci, 2009, 338 (2): 123-126.

[112] 于洋，张明，陈立. 脂肪组织区域免疫异常在代谢性疾病中的作用研究进展 [J]. 中国药理学与毒理学杂志, 2015, 29 (1): 124-130.

[113] 冯凯，韩猛，王心妹，等. 非哺乳期乳腺炎发病高危因素的病例-对照研究 [J]. 现代生物医学进展, 2018, 18 (11): 2190-2193.

[114] AL BK, AL MA, ROTIMI VO. A study of the microbiology of breast abscess in a teaching hospital in Kuwait [J]. Med Princ Pract, 2011, 20 (5): 422-426.

[115] WALKER AP, EDMISTON CJ, KREPEL C J, et al. A prospective study of the microflora of nonpuerperal breast abscess [J]. Arch Surg, 1988, 123 (7): 908-911.

[116] SHEYBANI F, NADERI H R, GHARIB M, et al. Idiopathic granulomatous mastitis: Long-discussed but yet-to-be-known [J]. Autoimmunity, 2016, 49 (4): 236-239.

[117] BAKARIS S, YUKSEL M, CIRAGIL P, et al. Granulomatous mastitis including breast tuberculosis and idiopathic lobular granulomatous mastitis [J]. Can J Surg, 2006, 49 (6): 427-430.

[118] FUNKE G, von GRAEVENITZ A, CLARRIDGE J R, et al. Clinical microbiology of coryneform bacteria [J]. Clin Microbiol Rev, 1997, 10 (1): 125-159.

[119] YIN Y, LIU X, MENG Q, et al. Idiopathic granulomatous mastitis: etiology, clinical manifestation, diagnosis and treatment [J]. J Invest Surg, 2021: 1-12.

[120] LI J. Diagnosis and treatment of 75 patients with idiopathic lobular granulomatous mastitis [J]. J Invest Surg, 2019, 32 (5): 414-420.

[121] LIU Y, ZHANG J, ZHOU YH, et al. Activation of the IL-6 / JAK2 / STAT3 pathway induces plasma cell mastitis in mice [J]. Cytokine, 2018, 110: 150-158.

[122] MOHAMMED A A. Mammary duct ectasia in adult females; risk factors for the disease, a case control study [J]. Ann Med Surg (Lond), 2021, 62: 140-144.

[123] WOOD JR. Mammary duct ectasia: symptomatology, diagnosis, and treatment [J]. Radiol Technol, 2021, 92 (4): 383M-398M.

[124] 何建军. 中国人乳腺导管扩张症 7 406 例荟萃分析 [J]. 中华现代外科学杂志, 2006, 23 (3): 1881-1886.

[125] 郝钰，关洪全，万红娇. 医学免疫学与病原微生物学 [M]. 第3版. 北京: 科学出版社, 2013: 150-152.

[126] 徐庭华，刘鹏熙. 抗精神病药物相关性肉芽肿性乳腺炎一例 [J]. 中华医学杂志, 2019 (3): 229-230.

[127] 于伟杰，刘明明. 非哺乳期乳腺炎临床特征及危险因素分析 [J]. 实用妇科内分泌杂志 (电子版), 2019, 6 (3): 120-122.

[128] SAYDAM M, YILMAZ K B, SAHIN M, et al. New findings on autoimmune etiology of idiopathic granulomatous mastitis: Serum IL-17, IL-22 and IL-23 levels of patients [J]. J Invest Surg, 2021, 34 (9): 993-997.

[129] HULTEN F, PERSSON A, ELIASSON-SELLING L, et al. Clinical characteristics, prevalence, influence on sow performance, and assessment of sow-related risk factors for granulomatous mastitis in sows [J]. Am J Vet Res, 2003, 64 (4): 463-469.

[130] BENSON J R, DUMITRU D. Idiopathic granulomatous mastitis: Presentation, investigation and management [J]. Future Oncol, 2016, 12 (11): 1381-1394.

[131] TEKGOZ E, COLAK S, CINAR M, et al.

Treatment of idiopathic granulomatous mastitis and factors related with disease recurrence [J]. Turk J Med Sci, 2020, 50 (5): 1380-1386.

[132] YILMAZ TU, GUREL B, GULER SA, et al. Scoring idiopathic granulomatous mastitis: An effective system for predicting recurrence? [J]. Eur J Breast Health, 2018, 14 (2): 112-116.

[133] UYSAL E, SORAN A, SEZGIN E. Factors related to recurrence of idiopathic granulomatous mastitis: What do we learn from a multicentre study? [J]. ANZ J Surg, 2018, 88 (6): 635-639.

[134] AHMED YS, ABD EMW. Evaluation of therapeutic mammoplasty techniques in the surgical management of female patients with idiopathic granulomatous mastitis with mild to moderate inflammatory symptoms in terms of recurrence and patients' satisfaction [J]. Breast Dis, 2016, 36 (1): 37-45.

第三章

非哺乳期乳腺炎的发展过程

非哺乳期乳腺炎是累及乳腺导管、小叶和间质的病变，是发生在乳腺的一种慢性炎症性病变。

正常乳腺表面为皮肤，在顶端延续为乳晕和乳头。正常乳头呈筒状或圆锥状。乳头的顶端表面为乳腺导管的开口，乳头内部为输乳管连接乳头表面的鳞状上皮和乳腺内腺体。在乳头的基底部，正常情况下距乳头开口约 0.5 cm 呈壶腹样膨大，是输乳管集中部位，为输乳窦。输乳管向乳腺深部延伸，逐渐分支呈Ⅱ级导管、Ⅲ级导管和终末导管，终末导管系统与乳腺小叶系统相延续。乳腺小叶由腺泡、与腺泡相连续的腺泡管、与腺泡管相连续的终末导管以及小叶内间质所组成。每个乳腺由 15～20 个乳腺小叶导管系统构成。可见，整个小叶导管系统保持通畅，从最远端的小叶内腺泡产生的分泌物可以不受限制而到达大导管开口。如果出现乳头凹陷、导管狭窄等原因，导致近端或远端通道开口受阻、分泌物潴留或外渗，就会继发导管扩张、导管闭塞、肉芽肿形成等一系列阶段性的炎性改变。基于结构学的病理改变，疾病在某个阶段通常会表现出以累及导管系统为主或小叶系统为主的炎症表现，有时也存在两种系统结构改变伴发和并存的现象。下面将一一论述不同阶段的病因和病理结构改变。

一、乳头凹陷

多数学者认为乳头凹陷是非哺乳期乳腺炎发病的重要因素。乳头凹陷可由先天发育异常、后天外伤或手术所致乳头畸形引起。胚胎 9 个月时乳头凹未能外突，则形成先天性乳头凹陷。先天乳头内陷常为双侧性，两侧凹陷程度不一，也可以是单侧性的，若在单个导管位置部分乳头陷入产生的缝隙样外观则为乳头回缩。乳头凹陷可因乳腺导管短缩，腺管间形成短缩的纤维束，也可因乳晕区肌肉发育不良，缺少纤维肌肉组织，乳头下组织空虚，缺少支撑组织所致。乳头凹陷，乳腺导管开口处鳞状上皮向导管内壁延伸，角化碎屑和脂质分泌物可阻塞乳腺导管管腔，导管梗阻后扩张，导致导管内类脂质分泌物及其分解产物积累，积累到一定程度，乳管及腺泡内压力增加，可引起导管上皮细胞的破坏，导致乳汁及乳汁样物进入腺泡周围及导管周围，引起非特异性炎症。

二、乳腺导管扩张

乳腺导管扩张症最初常表现为乳头和乳晕后方的输乳管扩张，一般 3～4 条输乳管受累，导管高度扩张，横径可达 3～4 mm，管壁周围增生的纤维组织透明变性，形成厚壁，管腔内可充满淡黄色、土黄色、棕黄色黏稠膏状物。导管内积聚物逐渐分解，刺激导管壁，引起管壁炎细胞浸润，可出现腺上皮、肌上皮细胞脱落消失，基底膜破坏，导管破坏，造成管壁的不连续（图 3-1-1）。乳头后方可扪及增粗变硬的乳管，挤压乳管，乳头处可见有黄色、稠厚的奶酪样物质被挤出。若部分导管上皮脱落到扩张的管腔内，残留上皮被炎细胞围绕，间质脂肪组织内出现小灶性坏死灶，进一步发展可造成导管的纤维性闭塞。

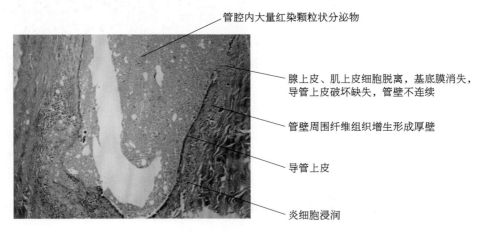

管腔内大量红染颗粒状分泌物

腺上皮、肌上皮细胞脱离，基底膜消失，导管上皮破坏缺失，管壁不连续

管壁周围纤维组织增生形成厚壁

导管上皮

炎细胞浸润

图 3-1-1　扩张的乳腺导管及其周围组织

引起乳腺导管扩张的发病原因尚不明确，由于大部分患者，尤其是年轻患者常有患侧或双侧乳头的先天性凹陷，乳头凹陷被认为与导管扩张的发生有关。宋文华等观察了 32 例乳腺导管扩张症患者，其中有乳头凹陷的占到 53%，认为乳头凹陷是引起乳腺导管扩张的重要原因。沙明法分析了 63 例乳腺导管扩张症，其中 42 例有偏心性乳头凹陷，占到 66% 以上，再次说明乳头凹陷与乳腺导管扩张关系密切。马榕也发现大部分乳腺导管

扩张症患者存在患侧或双侧乳头的先天性内陷，并提出乳头发育不良可能是其主要病因。此外，雌激素、孕激素，尤其是催乳素的分泌异常，也与导管扩张有关。青春期雌激素分泌异常刺激会引起导管扩张。口服避孕药增加了外源性雌激素与孕激素的摄入，可能会促使乳腺导管和腺泡过度生长，亦可能对于乳腺炎症的发展起到促进作用。多项研究报道肉芽肿性乳腺炎患者中有部分发病前有口服避孕药（oral contraceptives，OCs）使用史，其发生率为10%～42%。在非哺乳期，催乳素水平的异常升高，作用于乳腺腺泡，使得腺上皮收缩，启动腺泡分泌功能，乳腺导管内可出现乳汁样、脂质样、粉渣样等分泌物，这些分泌物由于不能被正常排出体外，蓄积在乳腺导管内，对导管的持续刺激可能继发导管扩张及炎症改变，引发非哺乳期乳腺炎。研究发现非哺乳期乳腺炎的发生与高催乳素血症有关。引起高催乳素血症的各类原因如垂体肿瘤、精神类药物使用在非哺乳期乳腺炎患者中被多次报道。

乳腺分泌状态持续激活或回乳后复旧不全可能导致乳管分泌异常，导管扩张，管腔内大量脂质分泌物积聚，引发炎症浸润及纤维组织增生，激活免疫应答引起非特异性炎症改变。STAT蛋白家族在生殖周期中调控乳腺发育的各个阶段。STAT5的活化可以促进哺乳期间乳腺的发育并调节乳汁蛋白基因的表达。而乳腺退化复旧开始时，STAT家族另一个成员STAT3显示明确活性，STAT5反而起抑制作用，这种转化通常被乳汁淤积所触发，STAT3的正常表达参与回乳后乳腺回归正常生理过程的调节。若回乳后STAT5持续表达，STAT3表达缺失，会导致乳腺持续处于旺盛分泌状态，不能正常复旧，导致乳管持续扩张，引起炎症改变。

张小霞通过对IL-1α在乳腺导管扩张症不同临床分期的表达差异进行研究，证明了IL-1α在乳腺导管扩张症隐匿期上皮细胞的高表达，随病情进展表达降低，提示其与疾病初期诱导上皮过度角化及早期炎症的发生相关；此外，IL-1α在乳腺导管扩张症巨噬细胞中的表达与疾病呈正相关，提示导管扩张与炎症的发生具有一定相关性。

三、乳腺导管闭塞

中老年妇女卵巢功能减退，雌激素水平下降，乳管萎缩，管壁退行性变，管内分泌物淤积，会出现管腔阻塞。因常见于中老年人，可能是一种退行性改变，与乳头凹陷或畸形，鳞状上皮伸入导管内壁，造成角化鳞屑的阻塞，或脂质分泌物刺激导管壁，造成炎症、瘢痕增生及继发感染等有关。由于各种原因导致的乳管狭窄、阻塞和扩张，使得正常时仅覆盖于导管开口处的鳞状上皮向扩张的乳管内壁延伸，其角化碎屑和脂质分泌物阻塞管腔，刺激管壁亦会发生炎症反应（图3-1-2）。

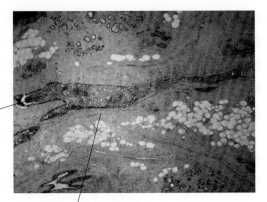

角化鳞屑、脂质分泌物

管壁周围炎症细胞浸润

图 3-1-2　闭塞的乳腺导管及周围组织

四、肉芽肿形成

肉芽肿形成常常继发于导管扩张。以乳头凹陷为主的患者通常出现乳晕区大导管扩张，进一步向中等导管扩张，导管内积聚物增多，导管壁的炎细胞浸润和纤维组织增生加重，导管破坏，进而导管内积聚物漏出管腔进入周围间质，引起组织坏死，发生强烈炎症反应并形成肉芽肿。乳腺导管周围出现脂肪坏死和大量浆细胞、嗜酸性粒细胞、淋巴细胞浸润，可见泡沫细胞聚集，并可有多核巨细胞、上皮样细胞构成肉芽肿结构。

此外，乳腺慢性炎症后出现增生和渗出，引起导管狭窄。一旦导管狭窄出现，就可引起远端导管的扩张，导管内分泌物淤积潴留形成囊性扩张。如果囊壁保持完好，囊内物就潴留在导管里，如果扩张的导管破裂，囊内物外流到间质，引起脂肪坏死及终末导管小叶内一系列的炎症改变。开始阶段小叶结构存在，以小叶内慢性炎细胞浸润为主，同时伴有小导管周围淋巴细胞浸润。进一步发展，出现小导管扩张，小叶内小导管管壁破裂，管内容物外溢引起巨细胞、吞噬细胞反应。继续发展出现小导管消失，大量慢性炎细胞如淋巴细胞、浆细胞浸润。一个小叶内大量组织细胞聚集并出现多核巨细胞，在此基础上出现肉芽肿为主的病变。继续发展，小叶消失，纤维化形成。没有受累的病灶周围的乳腺组织常常没有明显的炎症性病变的表现。

五、脓肿形成

随着对乳腺慢性炎症性疾病认识的加深，发现在肉芽肿性小叶乳腺炎、乳晕下脓肿等慢性乳腺炎症性疾病中都存在慢性化脓性炎症改变。常见乳腺内微脓肿、小脓肿直至大脓肿的形成。肉眼可见单个或多个囊腔包块，切面囊壁较厚，囊内为黏稠脓性物。肉芽肿性小叶乳腺炎镜下表现为肉芽肿中央中性粒细胞浸润区域不断扩大，多个肉芽肿发生融合，甚至形成大的脓湖，小叶结构消失（图3-1-3）。病变呈急性炎症反应，脓肿一般在乳晕区，也可能在外周区域形成多个脓肿或形成巨大的炎性肿块，表面皮肤红肿，局部压痛，可有波动感，同侧腋窝可扪及肿大淋巴结。

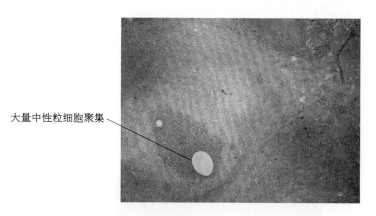

大量中性粒细胞聚集

图3-1-3　多个脓肿融合，小叶结构消失

六、脂肪坏死

脂肪坏死多是继发性改变，即乳腺导管扩张症或囊性增生时，扩张的导管或大囊破裂致腔内容物外漏而致脂肪组织坏死，继发炎症反应，脂肪被巨噬细胞吞噬后出现大量泡沫细胞（图3-1-4）。

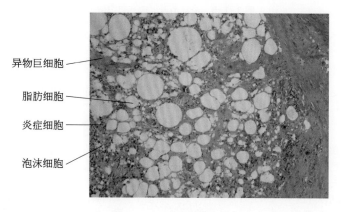

异物巨细胞
脂肪细胞
炎症细胞
泡沫细胞

图3-1-4　脂肪坏死改变

七、窦道或瘘管形成

脓液排出后残留的炎症腔隙形成窦道或瘘管，窦道或瘘管部腔面没有上皮衬覆，近皮肤侧偶尔也可以看到间断性的上皮覆盖，表面为炎性坏死物和渗出物，周围是增生的肉芽组织和纤维组织，浸润的炎细胞以淋巴细胞、浆细胞为主。多发性脓肿破溃后可在乳晕周围形成多个瘘管。有些病例瘘管期迁延数年。

八、瘢痕及修复

随着炎症消退，肉芽组织逐步纤维化，炎细胞减少，局部形成质地较硬的纤维瘢痕。慢性炎症时出现肉芽组织增生、不同程度的纤维化和瘢痕形成，在脓肿吸收、窦道和瘘管的愈合上起着重要作用（图3-1-5）。

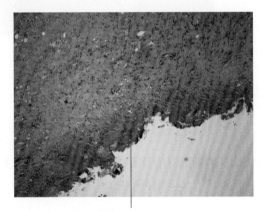

手术后修复期的肉芽组织

图3-1-5 炎症消退，肉芽组织增生

（邵士珺）

参考文献

［1］邵志敏，沈镇宙.乳腺原位癌［M］.上海：复旦大学出版社，2017：1-315.

［2］科尼特.克氏外科学［M］.彭吉润，王杉，译.北京：北京大学医学，2015：1.

［3］董守义，耿翠芝.乳腺疾病诊治［M］.北京：人民卫生出版社，2000：1-124.

［4］沈镇宙，陆劲松，邵志敏.乳腺疾病综合诊断学［M］.上海：上海科学技术出版社，2012：3.

［5］龚西騟，丁华野.乳腺病理学［M］.北京：人民卫生出版社，2009：137.

［6］HAN S，HONG YG. The inverted nipple：

its grading and surgical correction ［J］. Plast Reconstr Surg，1999，104（2）：389-395.

［7］PAOLO PERSICHETTI，IGOR POCCIA，TIZIANO PALLARA，et al. A New Simple Technique to Correct Nipple Inversion Using 2 V-Y Advancement Flaps ［J］. Annals of Plastic Surgery，2011（4）：343-345.

［8］张祥声，步宏.乳腺病理诊断病例精选 ［M］. 北京：人民卫生出版社，2015：15.

［9］宋文华，刘弋，马红丽.乳腺导管扩张症的诊治（附32例报告）［J］.临床外科杂志，2005，13（9）：557-558.

［10］杨海龙，龙晨蒙.非哺乳期乳腺炎的相关影响因素分析 ［J］.中国民康医学，2020，32（6）：130-136.

［11］ANATOLY N，CASSANN NB，et al.

Association between hyperprolactinemia and granulomatous mastitis ［J］. Breast J，2016，22（2）：224-231.

［12］徐水芳，徐凤英，王丽华，等.口服避孕药与乳房肿块的相关性研究 ［J］.实用临床医药杂志，2017，21（1）：202-203.

［13］林蓓.女性激素及口服避孕药对乳腺的影响 ［J］.中国实用妇科与产科杂志，2008，24（11）：861-863.

［14］张小霞.乳腺导管扩张症的病理特征及其与IL-1α相关性研究 ［D］.济南：山东大学，2017.

［15］丁华野，刘彤华，张祥盛.乳腺病理诊断病例精选 ［M］.北京：人民卫生出版社，2015：25-35.

［16］纪小龙.乳腺疾病动态病理图谱 ［M］.北京：人民卫生出版社，2018：25-35.

第四章

非哺乳期乳腺炎的病理

本章主要介绍非哺乳期乳腺炎标本的病理取材、基本病理变化特点、病理分类，其中病理分类中重点介绍非哺乳期乳腺炎最常见的乳腺导管扩张症、肉芽肿性小叶乳腺炎的病理学诊断。

第一节
非哺乳期乳腺炎标本的病理取材

一、标本的类型和取材

非哺乳期乳腺炎常见的标本类型包括粗针穿刺活检标本及手术切除活检标本。由于乳腺部分肿瘤性疾病、增生性疾病的病灶内也有急慢性炎症细胞浸润，仅仅使用细针穿刺活检对炎症性疾病进行排他性诊断是不可靠的。目前组织病理学是诊断非哺乳期乳腺炎的金标准。

（一）粗针穿刺活检标本

粗针穿刺活检在非哺乳期乳腺炎中的应用价值主要在于鉴别疾病的良恶性。炎症性病变表现为无痛性肿块、质地坚韧、皮色不变，或表现为弥漫性肿大、皮色发红、皮温升高时，临床特征与乳腺癌尤其是炎性乳腺癌极为相似，超声引导下的粗针穿刺活检是明确诊断的首选方法。

粗针穿刺活检由于送检组织较少，病理诊断存在误诊风险。因此，临床医生需在病理申请单上提供详尽病史，包括患者基本信息、影像学检查结果、肿块特征、取材部位等。取材的标本不宜行术中冰冻诊断，应当全部送检进行石蜡病理诊断，尽可能制作足够多层面切片，避免遗漏混杂在炎症背景下的组织异型表现。

（二）手术切除标本

手术切除标本需进行细致的大体检查。每一例乳腺切除标本均应测量三维尺寸。炎症取材时尽量选取未完全坏死的腺体组织、脓腔壁或炎症周围腺体组织进行石蜡包埋制片，描述组织的形状、质地、切面颜色、囊实性、囊内容物、囊壁情况，有无出血、坏死、纤维化和钙化。

二、标本的固定

粗针穿刺活检标本或手术切除组织标本应立即浸入 4% 中性甲醛固定液中固定，通常组织离体时间不超过 1 h，固定液的量要充足，其体积为标本体积的 10～20 倍，固定时间为 6～72 h。

标本是否得到及时和充分的固定，会影响后续组织病理学形态的观察，并影响免疫组化及分子生物学检测结果的准确性。标本离体时间太长（＞1 h），或固定不够充分，会导致组织的自溶，抗原丢失，影响细胞形态学观察及免疫组化和分子检测。但固定时间过长（＞72 h），也会影响后续相关标记分子生物学检测的结果。

判断组织固定是否良好，可取已固定完毕的组织标本用刀从正中切开。如固定良好，切面一般呈灰白色，质感较硬而具有弹性；若固定不好，则切面见血色，组织含液体较多，仍呈柔软状态。

三、术中取材部位对病理判读的影响

非哺乳期乳腺炎的病理诊断与乳腺病变部位有一定的相关性。如导管扩张症多见乳晕部位大导管的累及，肉芽肿性小叶乳腺炎则以乳腺小叶为中心，术中如果病变范围大，既累及乳头乳晕区域，亦累及腺体边缘小叶腺泡区域，仅切取局部区域的病变组织进行病理诊断，容易导致诊断不充分。因此，术中根据病变肿块的范围，尽可能切取肿块累及范围内各个区域的病变组织，可以全面地反映导管和小叶炎症累及的情况，避免因为组织取材不足导致漏诊、误诊，例如导管扩张症伴发肉芽肿形成的情况。

　　上海中医药大学附属曙光医院乳腺科与病理科通过沟通和交流，形成了一套术中标本取材流程。首先对疾病累及的范围做出区域划分。以乳头为中心，1/3乳房半径画圆，可以得到乳房中央区，即乳头乳晕区，称作A区，此处主要是乳头后方的大导管区域；以乳头为中心，2/3乳房半径画圆，可以得到中间1/3乳房半径区域，称作B区，此处既有小叶间导管，往往也有终末小叶导管单位；以乳头为中心，全乳房半径画圆，可以得到乳房外1/3半径区域，称作C区，主要是终末小叶导管单位（图4-1-1）。术中根据病变累及的范围，对病变范围内累及的每一分区病变组织均进行取材，做好标记，送石蜡病理诊断，从而确保病理取材及结果判断的完整性。

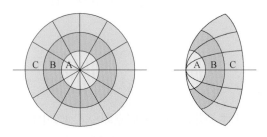

图4-1-1　手术中的取材部位。A区（黄色部分）是以乳头为中心1/3乳房半径区域，B区（绿色部分）为中间1/3乳房半径区域，C区（蓝色部分）为外1/3乳房半径区域

第二节

非哺乳期乳腺炎的基本病理变化特点

　　非哺乳期乳腺炎具有非特异性慢性炎症的基本病理改变，表现为成纤维细胞、血管内皮细胞和组织细胞增生，伴有以淋巴细胞、浆细胞和巨噬细胞为主的慢性炎细胞浸润。乳腺慢性炎症进展过程中出现肉芽肿性炎、乳腺导管扩张、慢性脓肿、窦道和瘘管形成，这些形态学改变在疾病某一时期可以单独出现，也可以伴发出现，也有学者提出这是一个连续发展的病变过程。慢性炎症时出现肉芽组织增生、不同程度的纤维化和瘢痕形成等修复性改变，在脓肿吸收、窦道和瘘管的愈合上起着重要作用。

一、乳腺慢性炎症细胞浸润

　　炎症灶内浸润的炎细胞种类不同，是急慢性炎症的主要鉴别点。单核巨噬细胞系统的激活是慢性炎症的一个重要特征。单核巨噬细胞系统包括血液中的单核细胞和组织中的巨噬细胞，后者弥散分布于结缔组织或器官中。急性炎症 24～48 h 后，单核细胞从血管中渗出聚集到炎症病灶，转化为巨噬细胞。巨噬细胞与单核细胞相比，其体积增大，生命期长，吞噬能力增强。

淋巴细胞是慢性炎症中浸润的另一种炎症细胞。淋巴细胞在黏附分子和化学趋化因子介导下，从血液中渗出并迁移到炎症病灶处。在组织中，B 淋巴细胞接触到抗原后可分化为浆细胞产生抗体，亦可产生针对自身抗原的自身抗体；CD4$^+$T 淋巴细胞接触到抗原后可被激活，产生一系列细胞因子，促进炎症反应。另外，巨噬细胞吞噬并处理抗原后，把抗原呈递给 T 淋巴细胞，并产生白介素-12 刺激 T 淋巴细胞；激活的 T 淋巴细胞产生细胞因子干扰素-γ，反过来又可激活巨噬细胞。因此，淋巴细胞和巨噬细胞在慢性炎症过程中相互作用，使炎症反应周而复始、连绵不断。

不同种类的乳腺慢性炎症性疾病其炎细胞浸润的种类也有所差异。乳腺导管扩张症中常见泡沫细胞、嗜酸性粒细胞及淋巴细胞浸润，少见巨噬细胞或多核巨细胞浸润。浆细胞性乳腺炎病变区域有大量浆细胞、嗜酸性粒细胞和淋巴细胞浸润，并以浆细胞为著。肉芽肿性小叶乳腺炎的病变小叶内可见以中性粒细胞浸润为主的微脓肿，周围有较多组织细胞、巨噬细胞、多核巨细胞围绕，外周有淋巴细胞、浆细胞及纤维母细胞包绕成环，少见泡沫细胞和嗜酸性粒细胞。硬化性淋巴细胞性乳腺炎乳腺小叶内见大量淋巴细胞、浆细胞浸润，导管和血管周围也有淋巴细胞浸润，间质内见成纤维细胞、纤维母细胞增生，无中性粒细胞、泡沫细胞及嗜酸性粒细胞浸润。乳晕下脓肿病灶内常有中性粒细胞浸润，形成化脓性病变，泡沫细胞、嗜酸性粒细胞亦常被发现，偶尔间质内可见异物性多核巨细胞形成。

二、肉芽肿性炎

肉芽肿性炎是一种特殊的慢性炎症，肉芽肿的本质是迟发超敏反应所致的炎症，免疫应答中起主要作用的细胞是巨噬细胞和上皮样细胞。炎症局部以巨噬细胞及其衍生的细胞增生形成境界清楚的结节状病灶（即肉芽肿）为特点。

肉芽肿的发生在很大程度上取决于病原的性质、抗原性的强度以及机体免疫反应的形式和强度。某些病原（包括生物性和非生物性）诱发局部炎症后，被巨噬细胞吞噬而不能被杀伤降解（如结核分枝杆菌、麻风杆菌等），或不能被吞噬降解（如缝线、粉尘等异物），此时，机体的防御系统将启动迟发型超敏反应机制，以形成炎性肉芽肿的方式处理该类不能被杀伤和降解的病原。当病原被清除后，则肉芽肿也可消失。肉芽肿按形成的原因不同可分为感染性肉芽肿、异物性肉芽肿及结节病肉芽肿。

发生在乳腺的肉芽肿性炎很多。最为常见的是肉芽肿性小叶乳腺炎。肉芽肿性小叶乳腺炎病变位于终末导管小叶单位，是以小叶为中心的肉芽肿性炎，小叶内可见中性粒细胞浸润形成的微脓肿，上皮细胞萎缩、破坏，伴有硬化性间质反应，可见间质血管炎，少见泡沫细胞、嗜酸性粒细胞。由于该病长期以来被认为是无菌性炎症，所以并未归入感染性肉芽肿范畴。然而，近年来在肉芽肿性乳腺炎患者中检出一种含有革兰染色阳性杆菌的囊性空泡状肉芽肿结构，这种新发现的囊性中性粒细胞性肉芽肿性乳腺炎符合感染性肉芽肿的定义，即由病原微生物感染引起，其形态结构有一定的特异性，可根据肉芽肿形态特点做出病因判断。因此，有待进一步研究明确该肉芽肿的成因。其他引起乳腺感染性肉芽肿的原因包括各种致病微生物如结核、真菌、寄生虫等，可引起乳房结核病、乳腺猫爪病、乳腺真菌病和乳腺寄生虫病。

发生在乳房的异物性肉芽肿病变包括乳房脂肪坏死及异物反应。乳房脂肪坏死时大量异物肉芽肿通常位于乳腺间质中，不累及导管及小叶实质。异物反应性肉芽肿经常可以看到引起病变的异物，如角化物、脂性分泌物、陈旧性手术缝线、结晶样物等。

另一类肉芽肿性病变较为罕见，与自身免疫相关，包括 Wegener 肉芽肿、乳腺结节病等。

三、乳腺导管扩张

乳腺导管扩张是乳腺慢性炎症性疾病中特有的病理特征，见于一系列以导管扩张为基础的乳腺慢性炎症中。乳腺导管扩张的发病原因不明，由于大部分患者伴有患侧或双侧乳头的先天性凹陷，通常认为乳腺导管扩张与乳头畸形或凹陷有关。其是乳腺慢性炎症的发病原因还是病理改变结局尚有争议。

四、乳腺脓肿形成

乳腺脓肿一般认为由乳腺急性炎症治疗不及时或治疗不当而发生坏死液化所形成，也可来自感染性囊肿。随着对乳腺慢性炎症性疾病认识的加深，发现在肉芽肿性乳腺炎、乳晕下脓肿等慢性乳腺炎症性疾病中都存在慢性化脓性炎症改变，伴有乳腺内微脓肿、小脓肿直至大脓肿的形成。肉眼可见单个或多个囊腔包块，切面囊壁较厚，囊内为黏稠脓性物，镜下见病变中央坏死物，大量中性粒细胞浸润，周围包绕增生的成纤维细胞、小血管构成的炎性肉芽组织。随着炎症消退，肉芽组织逐步纤维化，炎细胞减少，局部形成质地较硬的纤维瘢痕。

五、乳房窦道和瘘管

乳房窦道和瘘管是指乳腺组织与体表相通的病理性管道，它是多种乳房慢性炎症的残留病变，临床以创口经久不愈、反复溃破、流液为特征。窦道或瘘管部腔面没有上皮衬覆，近皮肤侧偶尔也可以看到间断性的上皮覆盖，表面为炎性坏死物和渗出物，周围是增生的肉芽组织和纤维组织，浸润的炎细胞以淋巴细胞、浆细胞为主（图4-2-1）。不同病因形成的窦道或瘘管，壁内有不同的病变特征，如结核性瘘管，其管壁内可以有结核性的肉芽肿，瘘管内排出干酪样坏死物。

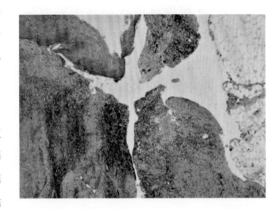

图4-2-1 窦道形成（HE染色，×200）

六、乳腺慢性炎症的融合性病变

乳腺慢性炎症的融合性病变包括乳腺炎症性病变多灶融合和不同类型病变伴发存在及融合。

病灶融合的主要特点是片状慢性化脓性炎，可见脓肿及肉芽组织形成，病变不典型，较难区分主要和次要病变，一般见于病变较严重患者的乳腺病理标本（图4-2-2）。

不同种类的乳腺炎症性病变可以伴发出现。Bhaskaran等报道了10例肉芽肿性小叶乳腺炎与导管扩张症并存。Taylor等对34例临床微生物标本检测分离出棒状杆菌的非哺乳期乳腺炎患者与同期就诊的28例未有细菌检出的非哺乳期乳腺炎患者进行了病理学诊断，结果发现这些患者的病理特点可以分为以下5类：肉芽肿性小叶乳腺炎、肉芽肿性小叶乳腺炎伴导管扩张、乳腺导管扩张症伴化脓性肉芽肿形

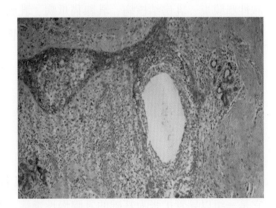

图4-2-2 乳腺炎症性病变多灶融合（HE染色，×200）

成、非特异性的炎性肉芽肿、非特异性炎症改变。有学者认为肉芽肿性小叶乳腺炎伴发乳腺导管扩张症的发病机制可能是在肉芽肿性小叶乳腺炎病变基础上，由下而上引起小叶内、小叶间导管和（或）更大的导管病变，分泌物潴留及导管周围炎，逆行性引起导管扩张。

七、乳腺慢性炎症的动态发展过程

有学者认为乳腺慢性炎症病变不是单一的一种病变，而是一个连续发展的病变过程，疾病在不同的阶段，会出现不同的病理表现。初期小叶及小导管周围以慢性炎细胞浸润为主要表现，导管小叶结构存在。继而乳腺小叶内小导管扩张，管壁不完整或消失，周围发生组织细胞反应，在组织细胞聚集的基础上出现肉芽肿为主的病变，在病变发展的过程中，也可以见到导管潴留、扩张、破裂，常常引起脂肪坏死以及巨噬细胞反应，伴间质内大量炎细胞浸润，包括淋巴细胞、浆细胞、中性粒细胞等。病变终末期，小叶消失，纤维化形成。

第三节
非哺乳期乳腺炎的病理分类

非哺乳期乳腺炎的病理分类包括乳腺导管扩张症、肉芽肿性小叶乳腺炎、乳晕下脓肿、硬化性淋巴细胞性乳腺炎、IgG4 相关硬化性乳腺炎、乳房结节病、乳腺结节性非化脓性脂膜炎、乳房结核病、乳腺猫爪病、乳腺真菌病、乳腺寄生虫病等疾病。本节主要介绍非哺乳期乳腺炎最常见的两大疾病乳腺导管扩张症及肉芽肿性小叶乳腺炎的病理诊断和鉴别诊断。

一、乳腺导管扩张症

（一）概述

乳腺导管扩张症（duct ectasia，DE），又名导管周围乳腺炎（periductal mastitis，PM）。它是一组以导管扩张为基础的乳腺慢性炎症，发病率占乳腺良性病变的 4%～5%。疾病在不同阶段有不同的临床表现及病理特征，包括阻塞性乳腺炎、粉刺性乳腺炎、化学性乳腺炎、浆细胞性乳腺炎等。

（二）病理形态特征

病变肿块多位于乳头乳晕部位，质地较硬，界限不清，直径多在 1～3 cm，肿块内见较多扩张的导管或小囊，可挤出土黄色或奶酪样膏状物，管周有灰白色厚壁，与粉刺型导管原位癌类似（图4-3-1）。

显微镜下典型的病变特征是导管高度扩张，衬覆单层立方或扁平上皮细胞，上皮细胞也可脱落消失，无上皮增生和顶泌汗腺化生改变，管腔内充满红染颗粒状浓稠物质，并可见菱形的脂肪酸结晶（图4-3-2），管壁周围纤维组织增生并透明变性，伴不同数量的淋巴细胞、浆细胞浸润。导管内积聚物不断增多，导管壁的炎细胞浸润和纤维组织增生加重，进一步会出现导管破坏，管壁不连续（图4-3-3），导管内的积聚物漏出管腔进入间质，引发

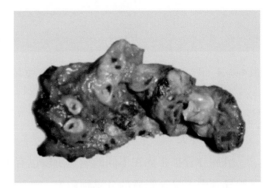

图 4-3-1　乳腺导管扩张，管腔扩张，管壁增厚，内见黄色膏状物（出自龚西騟，丁华野《乳腺病理学》）

剧烈炎症反应，导管周围出现脂肪坏死、大量浆细胞、嗜酸性粒细胞、淋巴细胞浸润，可见泡沫细胞聚集，有时可有多核巨细胞、上皮样细胞形成肉芽肿结构（图4-3-4）。导管破裂管腔内容物渗出引起的异物肉芽肿也常累及小叶，可见导管扩张症合并小叶肉芽肿的改变。病变晚期，间质纤维化明显，导管闭塞（图4-3-5）。

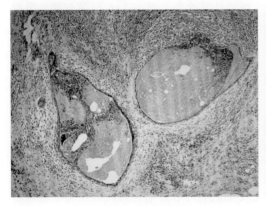

图 4-3-2　乳腺导管扩张，管腔内充满红染颗粒状物质，管周大量炎症细胞浸润（HE 染色，×100）

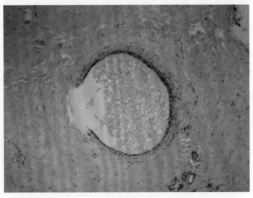

图 4-3-3　乳腺导管破坏，管壁不连续，管腔内物质溢出，进入周围间质（HE 染色，×100）

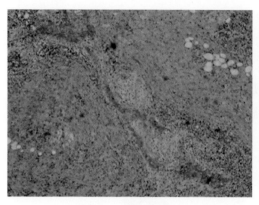

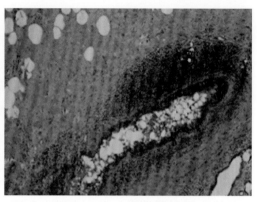

图 4-3-4 乳腺导管破坏、管壁不连续，管腔内物质
溢出，进入周围间质（HE 染色，×100）

图 4-3-5 管腔闭塞、间质纤维化明显（HE 染色，
×100）

（三）分类

乳腺导管扩张症在不同的病程阶段也有不同的命名和分类。由于分泌和排泄异常导致乳腺导管内大量含脂质的分泌物积聚，乳管扩张，乳孔内有粉渣样物排出，此阶段称为粉

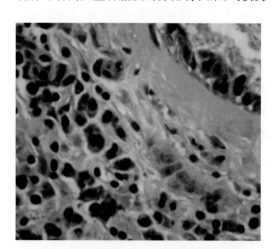

图 4-3-6 A. 病变导管周围有大量浆细胞、淋巴细胞浸
润 B. 浸润炎症细胞以浆细胞为著（A. HE
染色，×100；B. HE 染色，×400）

刺性乳腺炎。乳管内积聚物进一步分解，刺激管壁，导管上皮变薄，管壁不连续，管腔破裂，导管分解的化学性产物溢出刺激导管周围组织，引起炎症浸润和纤维组织增生，这一阶段称为化学性乳腺炎。浸润的炎症细胞中有大量浆细胞、嗜酸性粒细胞和淋巴细胞，以浆细胞为著者，称为浆细胞性乳腺炎（图 4-3-6）。浆细胞性乳腺炎早期导管周围炎细胞浸润比较明显，部分上皮可以脱落到扩张的管腔内，残留上皮被炎细胞围绕，形成假浸润现象，间质脂肪组织内出现小灶性坏死灶，晚期可以伴纤维组织增生。

（四）鉴别诊断

1. 乳腺癌 管腔内容物及残留或脱落的上皮细胞有时和肿瘤性坏死以及癌细胞难以区分。浆细胞可聚积成堆或呈条索状排列，特别是冰冻切片，其细胞核质结构不清，容易和乳腺癌混淆。

2. 肉芽肿性小叶乳腺炎　以乳腺小叶内非干酪样肉芽肿形成为典型表现，常有微脓肿形成。病变主要在小叶，有时可伴有导管扩张症，出现融合性病变时不易区别。

3. 乳晕下脓肿　临床表现上与导管扩张症相似，以乳晕旁肿块、反复溃破流脓、形成瘘管为特征，多伴有乳头畸形或内陷。镜下见乳头部大导管扩张，管腔内充满红染无结构分泌物，脱落的上皮细胞、泡沫细胞和炎细胞。导管上皮出现鳞状上皮化生，多有角化，以此可与导管扩张症鉴别。

4. 硬化性淋巴细胞性乳腺炎　以无痛性乳房肿块为主要表现，质地较硬。镜下以乳腺小叶内大量淋巴细胞、浆细胞浸润为主要表现，导管和血管周围也有淋巴细胞浸润，间质内见成纤维细胞、纤维母细胞增生为主。免疫组化染色显示浸润的淋巴细胞以 B 淋巴细胞为主。无大导管扩张，管腔内分泌物潴留的特点。

5. IgG4 相关硬化性乳腺炎　以无痛性乳房肿块为主要表现。镜下可见淋巴细胞、浆细胞呈结节性弥漫浸润，周围常有明显的间质硬化，但淋巴浆细胞不以导管或小叶为中心累及。免疫组化结果提示 IgG4$^+$ 细胞的绝对值＞50 个 / HPF 且 IgG4$^+$ / IgG$^+$ ＞40% 是病理诊断的必要条件。

6. 乳腺脂肪坏死　脂肪坏死表现为坏死灶及其周围出现单核细胞或组织细胞、泡沫状嗜脂细胞、多核异物型巨细胞，伴有不同程度淋巴细胞、浆细胞、嗜酸性粒细胞浸润和纤维组织增生，但通常不伴有大导管扩张，缺乏沿输乳管、大导管分布的特点。

7. 乳腺囊肿　乳房良性囊肿通常为无痛性肿块，囊泡样结构易与扩张的导管混淆，但囊肿多位于终末导管小叶单位，常有上皮增生、化生性改变，浆细胞浸润不是本病特点，弹力纤维染色发现缺乏弹力纤维可予鉴别。

二、肉芽肿性小叶乳腺炎

（一）概述

肉芽肿性小叶乳腺炎（granulomatous lobular mastitis，GLM）是一种慢性炎症性乳房疾病。也称"小叶性肉芽肿性乳腺炎""乳腺瘤样肉芽肿""小叶周围性乳腺炎"。该病多发于有生育史的育龄妇女。目前没有明确已知的病因，由于临床表现及影像学特征与癌类似，容易误诊为乳腺癌。

（二）病理形态特征

病变肿块无明显包膜、质韧，切面实性或囊实性，肿块与周围正常组织界限不清，呈灰黄、灰白或灰红色，弥漫分布粟粒至黄豆大小的暗红色结节，部分结节中心可见小囊

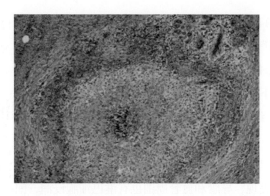

图 4-3-7　以乳腺小叶为中心的非干酪样肉芽肿形成
（HE 染色，×200）

腔，腔内可见灰白色或灰黄色脓性分泌物。部分囊腔融合成较大脓腔，腔内容物排出后见窦道形成。

　　显微镜下典型的病变特征是以乳腺小叶为中心的非干酪样肉芽肿形成（图 4-3-7）。肉芽肿中央可见以中性粒细胞浸润为主的微脓肿，周围有组织细胞、巨噬细胞、多核巨细胞围绕，最外周是淋巴细胞、浆细胞等炎症细胞及纤维母细胞包绕成环。病变可累及小叶内终末导管，可见小导管扩张，导管上皮变性、脱落，管腔内有炎性渗出物或坏死物，管周有不同比例淋巴细胞、浆细胞、嗜酸性粒细胞等炎细胞浸润。

（三）特殊类型

　　1. 特发性肉芽肿性小叶乳腺炎（idiopathic granulomatous lobular mastitis，IGLM）特发性肉芽肿性小叶乳腺炎是排除感染、异物、外伤、免疫系统疾病等原因后对肉芽肿性小叶乳腺炎做出的原发性诊断。通常对病理诊断为肉芽肿性小叶乳腺炎的患者需进行抗酸染色、六胺银染色、革兰染色，染色结果阴性，排除结核、真菌、分枝杆菌、寄生虫等感染性致病因素后方可诊断为特发性肉芽肿小叶性乳腺炎。

　　2. 囊性中性粒细胞性肉芽肿性乳腺炎（cystic neutrophilic granulomatous mastitis，CNGM）　囊性中性粒细胞性肉芽肿性乳腺炎是近年来发现的肉芽肿性小叶乳腺炎的一种特殊亚型。2011 年由 Renshaw 等首次命名，以含有中性粒细胞包绕的囊状空泡型化脓性肉芽肿为典型病理特征。

　　囊性中性粒细胞性肉芽肿性乳腺炎的大体病理与肉芽肿性小叶乳腺炎相似。显微镜下典型病理表现为一个中央有空泡的肉芽肿，空泡区大小不等，多呈微囊状，比脂肪细胞稍大，空泡周围环绕嗜中性粒细胞，外圈为上皮样组织细胞及炎症细胞包绕的炎性肉芽肿结构（图 4-3-8）。病变主要累及小叶，也可呈多灶分布。较 GLM 更

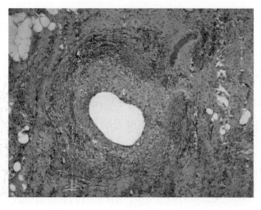

图 4-3-8　囊性中性粒细胞肉芽肿结构（HE 染色，×200）

易发生化脓性炎改变，常见多个微脓肿形成，有时多个肉芽肿融合，中央脓肿区逐渐扩大，可形成大脓腔，小叶结构破坏消失（图 4-3-9）。脓液排出后见脓腔壁（图 4-3-10）。

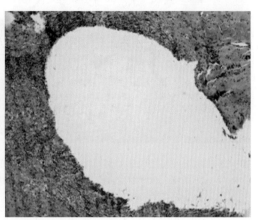

图 4-3-9　肉芽肿融合，大脓腔形成（HE 染色，×200）　　**图 4-3-10**　残留脓腔壁（HE 染色，×200）

多项研究报道通过革兰染色可在 CNGM 患者囊泡中找到阳性杆菌。高倍镜下可以看到空泡内有蓝染的短棒状、小杆状微生物，排列不规则，形成楔形、"汉字样"或"V"形排列，数量一般不多，很少有成团样聚集分布。由于所有发现的细菌均位于囊泡内，囊泡外至今未有检出细菌的报道，而且通常只有 1~2 个囊泡内会找到细菌。低倍镜下不易发现，放大至 1 000 倍时诊出率高。

（四）免疫组化特征

肉芽肿性小叶乳腺炎的免疫组化特征研究鲜有报道。祁晓莉等对 25 例含有囊性空泡的肉芽肿性乳腺炎进行了免疫组化染色，发现其中 15 例淋巴细胞的分布较典型，表现为 CD20 阳性的 B 细胞主要分布在肉芽肿的周边部位，CD3 阳性的 T 细胞紧邻囊泡外侧的中性粒细胞。

（五）鉴别诊断

1. 乳腺癌　镜下检查发现肿瘤细胞可以明确诊断。其中炎症型癌多数为高级别浸润性导管癌。肿瘤间常有明显的淋巴细胞、浆细胞浸润。其典型特征性病变是皮肤真皮内常有广泛性淋巴管和血管内癌栓，导致周围组织继发水肿，使临床表现类似炎症。

2. 乳腺导管扩张症　是一组以导管扩张为基础的乳腺慢性炎症。也可形成肉芽肿结构，因此可能与肉芽肿性小叶乳腺炎混淆。

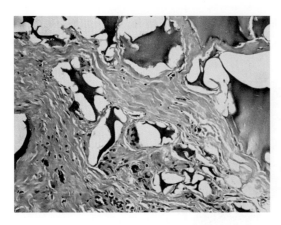

图 4-3-11　乳腺组织内见大量异物巨细胞、周围淋巴细胞、组织细胞包绕形成异物肉芽肿（HE 染色，×100）

3. 乳腺脂肪坏死和异物反应　乳腺脂肪坏死是发生在乳腺脂肪组织的凝固或液化性坏死。镜下观察表现为坏死灶及其周围出现单核 / 组织细胞、泡沫状嗜脂细胞、多核异物型巨细胞，伴有不同程度淋巴细胞、浆细胞、嗜酸性粒细胞浸润和纤维组织增生，但大量异物肉芽肿通常位于乳腺间质中，不累及导管及小叶实质，可予以鉴别。异物反应性肉芽肿经常可以看到引起病变的异物，如角化物、脂性分泌物、陈旧性手术缝线、结晶样物等（图 4-3-11）。

4. Wegener 肉芽肿　Wegener 肉芽肿又名坏死性肉芽肿，是与自身免疫相关的疾病，本病多发生在鼻腔、鼻咽及上呼吸道，青壮年多见，累及乳房者少见，表现为乳房局部皮肤坏死性丘疹、结节或皮肤溃疡。伴不同程度的发热、关节疼痛等全身症状。镜下病变表现为灶性坏死性血管炎，主要侵犯小动脉、细动脉、小静脉、毛细血管及周围组织。乳腺间质血管炎常见，血管壁增厚，内见炎细胞浸润，多不累及导管小叶实质。

5. 乳腺炎性假瘤　炎性假瘤本质上是慢性增生性炎症，是一种以炎细胞浸润和纤维组织增生为特点的瘤样病变。发生在乳腺部位的炎性假瘤非常罕见，通常发于 30 岁以下年轻女性，表现为单侧乳腺肿物，质地较硬，边界清楚，有一定的活动度，病变可与表皮粘连。镜下见病变位于乳腺间质内，可浸润破坏乳腺小叶，因其常有大量浆细胞浸润又称浆细胞肉芽肿。然而，病变区域常伴有梭形细胞增生和丰富的胶原纤维可予鉴别。

6. 乳房结节病　结节病组织学上见多发性上皮样肉芽肿，肉芽肿较小，界限较清，一般不融合，中央无坏死，周围炎症细胞较少，不形成小脓肿，多核巨细胞内有时见 Schaumann 小体。病变后期可完全消退或纤维化。以此可与肉芽肿性乳腺炎的肉芽肿特征相鉴别。

7. 乳房结核病　以乳房内炎性肿块及慢性溃疡或瘘管为主要表现，比较罕见，常有其他部位的结合病史。显微镜下病变区乳腺的小叶结构被破坏，典型病例形成上皮样肉芽肿，中央出现特征性的干酪样坏死。结核菌的病原学检查有助于确诊。

8. 乳房其他特殊感染性疾病　其他有病原微生物感染并形成典型肉芽肿改变的疾病如乳腺猫爪病、乳腺真菌病、乳腺寄生虫病。

（邵士珺　杨文涛　吴丽莉）

参考文献

［1］龚西输，丁华野. 乳腺病理学［M］. 北京：人民卫生出版社，2009：137.

［2］张祥盛，步宏. 乳腺病理诊断病例精选［M］. 北京：人民卫生出版社，2015：15.

［3］丁华野，张祥盛，步宏. 乳腺病理诊断和鉴别诊断［M］. 北京：人民卫生出版社，2014：70-85.

［4］祁晓莉，王春艳，张轶华，等. 肉芽肿性小叶性乳腺炎的临床病理学观察［J］. 临床和实验医学杂志，2017，16（22）：2196-2198.

［5］SHINDE SR，CHANDAWARKAR RY，DESHMUKH SP. Tuberculosis of the breast masquerading as carcinoma：A study of 100 patients［J］. World J Surg，1995，19（3）：379-381.

［6］LACAMBRA M，THAI TA，LAM CCF，et al. Granulomatous mastitis：the histological differentials［J］. J Clin Pathol，2011，64（5）：405-411.

［7］AL-MARRI MR，ALMOSLEH A，ALMOSLMANI Y. Primary tuberculosis of the breast in Qatar：Ten year experience and review of the literature［J］. Eur J Surg，2000，166（9）：687-690.

［8］JAIRAJPURI ZS，JETLEY S，RANA S，et al. Diagnostic challenges of tubercular lesions of breast［J］. J Lab Physicians，2018，10（2）：179-184.

［9］SALFELDER K，SCHWARZ J. Mycotic "pseudotumors" of the breast. Report of four cases［J］. Arch Surg，1975，110（6）：751-754.

［10］JOHNSTON KT，DANG PA，SPECHT MC，et al. Case records of the massachusetts general hospital. Case 29-2016. A 53-year-old woman with pain and a mass in the breast［J］. N Engl J Med，2016，375（12）：1172-1180.

［11］RENSHAW AA，DERHAGOPIAN RP，GOULD EW. Cystic neutrophilic granulomatous mastitis：an underappreciated pattern strongly associated with Gram-positive bacilli［J］. Am J Clin Pathol，2011（136）：424-427.

［12］TROXELL ML，GORDON NT，DOGGETT JS，et al. Cystic neutrophilic granulomatous mastitis：association with Gram-positive bacilli and Corynebacterium［J］. Am J Clin Pathol，2016，145：635-45.

［13］GRAEME BT，SUE DP，SAHAR M，et al. A clinicopathological review of 34 cases of inflammatory breast disease showing an association between corynebacteria infection and granulomatous mastitis［J］. Pathology，2003，35：109-119.

［14］D'ALFONSO TM，MOO T-A，ARLEO EK，et al. Cystic neutrophilic granulomatous mastitis：further characterization of a distinctive histopathologic entity not always demonstrably attributable to Corynebacterium infection［J］. Am J Surg Pathol，2015，39（10）：1440-1447.

［15］KATE JJ，JENNIFER R，SARAH GC，et al, Cystic neutrophilic granulomatous mastitis associated with Corynebacterium including Corynebacterium kroppenstedtii［J］. Pathology，2017，49（4）：405-412.

［16］GAUTHAM I，RADFORD DM，KOVACS CS，et al. Cystic neutrophilic granulomatous mastitis：the Cleveland clinic experience with diagnosis and management［J］. Breast J，2019，25（1）：80-85.

［17］SHOYELE O，VIDHUN R，DODGE J，et al. Cystic neutrophilic granulomatous mastitis：a clinicopathologic study of a distinct entity with supporting evidence of a role for Corynebacterium-targeted therapy［J］. Ann Diagn Pathol，2018，37：51-56.

［18］ZASADA AA，MOSIEJ E. Contemporary microbiology and identification of Corynebacteria spp. causing infections in human［J］. Lett Appl Microbiol，2018，66（6）：472-483.

［19］ALIBI S，FERJANI A，GAILLOT O，et al. Identification of clinically relevant Corynebacterium strains by API Coryne，MALDI-TOF-mass spectrometry and molecular approaches［J］. Pathol Biol，2015，63（4-5）：153-157.

［20］THEEL ES，SCHMITT BH，HALL L，et al. Formic acid-based direct，on-plate testing of yeast and Corynebacterium species by Bruker Biotyper matrix-assisted laser desorption ionization-time of flight mass spectrometry［J］. J Clin Microbiol，2012，50（9）：3093-3095.

［21］SUWANTARAT N，WEIK C，ROMAGNOLI M，et al. Practical utility and accuracy of matrix-assisted laser desorption ionization-time of flight mass spectrometry for identification of corynebacterium species and other medically relevant coryneform-like bacteria [J].Am J Clin Pathol, 2016, 145 (1): 22-28.

[22] ANKUR R. SANGOI. "Thick section" Gram stain yields improved detection of organisms in tissue sections of cystic neutrophilic granulomatous mastitis [J]. Am J Clin Pathol, 2020, 153 (5): 593-597.

[23] 林燕青, 张惠斌, 曲利娟, 等 . 肉芽肿性小叶性乳腺炎 106 例临床病理特征及病因分析 [J].临床与实验病理学杂志, 2017, 33 (9): 1013-1015.

[24] 纪小龙 . 乳腺疾病动态病理图谱 [M]. 北京: 人民卫生出版社, 2018: 25-35.

第五章

非哺乳期乳腺炎的生物标记物研究及实验动物模型

非哺乳期乳腺炎包括乳腺导管扩张症、肉芽肿性小叶乳腺炎等疾病。非哺乳期乳腺炎的生物标记物研究是为了阐释疾病的发病机制，研究疾病的分期、缓急与免疫炎症分子标记物的相关性，对非哺乳期乳腺炎的诊断和治疗具有一定参考价值。本章主要介绍非哺乳期乳腺炎的相关生物标记物研究及实验动物模型研究进展。

第一节

免疫微环境改变

目前尚无明确的生物标记物可以独立预测非哺乳期乳腺炎的发病及病程分期。研究表明机体免疫微环境的改变可以促进疾病的发生及发展。非哺乳期乳腺炎的免疫微环境包括固有免疫细胞、T淋巴细胞、B淋巴细胞、细胞因子、免疫细胞表面功能分子、免疫相关炎症通路。通过研究这些细胞、分子及相关炎症通路在疾病发生发展中的变化，有望阐明免疫微环境改变在疾病发生发展中的作用。

一、固有免疫细胞

固有免疫作为一种早期防御，是机体抵御病原体入侵的第一道防线。固有免疫细胞包括单核细胞（monocyte）、巨噬细胞（macrophage，Mø）、中性粒细胞（neutrophil，N）、树突状细胞（dendritic cell，DC）、自然杀伤细胞（natural killer，NK）等。非哺乳期乳腺炎患者存在固有免疫功能紊乱的现象，主要表现为外周血 N、NK、DC、Mø 表达的异常。免疫细胞数量的异常直接介导了免疫功能的异常发挥。

有研究发现，非哺乳期乳腺炎患者急性炎症期外周血中 N、NK 水平均高于健康体检者，外周血中 DC2 的水平明显高于健康体检者，而 DC1 的水平低于健康体检者，且 DC2 升高水平与炎症范围大小相关。表明固有免疫系统在炎症初期迅速介入了非哺乳期乳腺炎的免疫应答过程，大量中性粒细胞的趋化及 NK 细胞对靶组织的杀伤作用，加剧了乳腺局部的炎症反应。DC1 是髓样树突状细胞，能分泌 IL-12 作用于 Th0，使之向 Th1 分化；DC2 是淋巴样树突状细胞，作用于 Th0，使之向 Th2 分化。非哺乳期乳腺炎急性炎症期患者体内过度产生 DC2 细胞，而 DC1 细胞分化受到抑制，使 Th1 / Th2 平衡向 Th2 失衡，激活并影响机体的适应性免疫应答，使病变乳腺腺体一直处于异常免疫攻击状态，从而使患者病情从急性期逐渐向慢性期发展，导致疾病的迁延。

Cheng Kong 等研究发现在肉芽肿性乳腺炎及浆细胞性乳腺炎患者病变组织中 CD68、CD163、CD57 的表达水平显著高于乳腺囊性增生症的患者，且 CD57 的表达水平与临床发病时间有关，病程在 2 周至 3 个月的肉芽肿性乳腺炎患者 CD57 的表达水平显著高于病程小于 2 周患者；哺乳史超过 2 年的浆细胞性乳腺炎患者 CD57 的表达显著高于哺乳史小于 2 年的患者。张学玲对 38 例非哺乳期乳腺炎患者和 38 例乳腺囊性增生症患者病理组织中 CD68、CD163 的表达进行的研究得出了类似的结论。CD68、CD163 阳性表达标记的是 M2 型巨噬细胞，CD57 阳性表达标记 NK 细胞。可见，非哺乳期乳腺炎患者病变乳腺组织中存在 NK 细胞、M2 型巨噬细胞数量增多的现象。NK 细胞作为固有淋巴样细胞的一员，在炎症早期即参与感染靶细胞的识别和杀伤过程。M2 型巨噬细胞由单核细胞分化而来，参与损伤组织的修复和纤维化，M2 型巨噬细胞的持续表达与组织损伤长期存在及炎症迁延有关。非哺乳期乳腺炎患者乳腺组织中 NK 细胞的持续活化及 M2 型巨噬细胞的不断表达可能与炎症持续进展，组织损伤与修复状态持续存在，炎症急性向慢性迁延发展有关。

Toll 样受体（toll-like receptors，TLR）是参加非特异性免疫的一类重要蛋白质分子，也是连接非特异性免疫和特异性免疫的桥梁。当 TLR 识别入侵的病原体后，发生二聚化，进而招募下游的信号分子，传递相关信号，释放化学因子召集大量的炎症细胞，或通过补体系统来清除病原体。同时，当 TLR 信号过度活化时引起级联反应，破坏机体对自身抗原的免疫耐受，也可以促进自身免疫性疾病的发生、发展。

有研究发现 TLR2、TLR4 在非哺乳期乳腺炎患者中的表达水平显著高于纤维腺瘤组。

同时，在非哺乳期乳腺炎患者中，根据不同的病理类型、临床分期进行分层分析显示：对于肉芽肿性小叶乳腺炎及浆细胞性乳腺炎，其表达水平无明显差异；对于不同的临床分期，在急性期表达最强，慢性期次之，亚急性期最弱。提示 TLR2、TLR4 可能参与了非哺乳期乳腺炎的发生、发展。TLR 的表达是否为细菌感染所致或是因其他因素刺激，是否会导致机体免疫系统失衡，从而引起非哺乳期乳腺炎的发生、发展，尚需进一步研究证实。

二、T 淋巴细胞、B 淋巴细胞

根据功能不同，T 淋巴细胞分为辅助 T 细胞（helper T cell，Th 细胞）、细胞毒性 T 细胞（cytotoxic T cell，CTL 细胞）和调节性 T 细胞（regulatory T cell，Treg 细胞）。

Th 均表达 CD4，通常所称的 $CD4^+T$ 细胞即指 Th，未受抗原刺激的初始 $CD4^+T$ 细胞为 Th0。$CD8^+T$ 细胞指 CTL 细胞，CTL 介导细胞免疫，主要针对胞内病原体感染。CTL 胞质颗粒中的效应分子（穿孔素或颗粒酶）释放到效-靶结合面，进入靶细胞后通过激活凋亡相关酶系统诱导靶细胞凋亡。而 $CD3^+T$ 细胞具有识别、结合抗原和信号传递等方面的重要作用。多项研究发现，非哺乳期乳腺炎患者外周血 $CD3^+T$ 细胞、$CD8^+T$ 细胞水平降低，$CD4^+/CD8^+$ 值下降，表明细胞免疫功能处于相对抑制状态，机体抗感染能力低下。另有研究发现非哺乳期乳腺炎患者外周血 T 淋巴细胞水平与生育状况及乳房炎性结块面积有关。分娩后 ≤ 2 年发病组 $CD4^+T$ 细胞水平低于正常对照组；未生育组 $CD8^+T$ 细胞水平分别低于正常对照组和有生育史组；有生育史组 $CD8^+T$ 细胞水平亦低于正常对照组。乳房炎性结块面积大者 $CD3^+T$ 细胞、$CD4^+T$ 细胞水平低于面积小者，差异均有统计学意义。

调节性 T 细胞是表达 $CD4^+$、$CD25^+$、$FOXP3^+$ 的 T 细胞，是一种自然调节性 T 细胞，通过细胞接触、分泌细胞因子发挥效应，抑制自身反应性 T 细胞介导的病理性应答，起到负性免疫调控作用。有研究对浆细胞性乳腺炎患者外周血 $CD4^+$、$CD25^+$、$CD127^-$ 调节性 T 细胞数量和功能的变化进行了分析，发现急性组、亚急性组和慢性组 $CD4^+$、$CD25^+$、$CD127^-$、Treg 数量及转录因子 Foxp3 的表达均较正常组下降，其中急性组下降最为明显。可见，浆细胞性乳腺炎患者存在负性免疫调节失控，免疫应答亢进的状态，急性期最为明显。

IgG4 是一种 Th2 细胞比较依赖的球蛋白，其 Fc 段能够和肥大细胞相结合，从而进一步参与机体变态反应。研究发现肉芽肿性乳腺炎与浆细胞性乳腺炎患者病变组织中 IgG4 阳性浆细胞一般呈低表达状态，但在伴有乳头内陷的肉芽肿性乳腺炎患者中 IgG4 水平显著升高。

与 T 淋巴细胞不同，B 淋巴细胞通过普通细菌、可溶性抗原及 IL-4 诱导 Th0 分化的 Th2 辅助活化，分化为浆细胞产生大量特异性抗体，如 IgM、IgG、IgA、IgE 等，并进一步激活补体系统，通过抗体的中和作用，补体的细胞毒作用、调理作用，介导 NK 细胞活化等，发挥体液免疫功能。有研究对 150 例不同疾病分期的浆细胞性乳腺炎患者进行免疫功能检测，结果发现与亚急性组、慢性组相比，急性组 IgG、C3 水平明显增加。另一项研究发现：非哺乳期乳腺炎伴溃破脓肿，窦道者 IgG、IgM 均低于单纯肿块者，伴窦道者 IgG、IgM 均低于伴溃破脓肿者，差异均有统计学意义。IgG 主要存在于血液及细胞外液，具有促进吞噬细胞吞噬及激活补体系统的作用。IgM 主要存在于血液中，是体液免疫作用最早产生的抗体，能迅速激活补体系统，控制感染。上述研究可能表明非哺乳期乳腺炎在急性期体液免疫呈亢进状态，随着疾病病程的演变，机体体液免疫的异常亢进状态逐渐减弱，对腺体的损伤亦会相对减少。

三、细胞因子

细胞因子是由免疫细胞及组织细胞分泌的在细胞间发挥相互调控作用的一类小分子可溶性蛋白质，是免疫细胞之间传递信息的重要介质之一，通过调控免疫应答，参与炎症等多种疾病的发生。细胞因子根据结构和功能的不同可分为六大类：白细胞介素（interleukin，IL）、集落刺激因子（colony-stimulating factor，CSF）、干扰素（interferon，IFN）、肿瘤坏死因子（tumor necrosis factor，TNF）、生长因子（growth factor，GF）及趋化因子（chemokine）。白细胞介素由白细胞产生并在白细胞间发挥调节作用，参与机体免疫应答的各个环节。肿瘤坏死因子在调节免疫应答、杀伤靶细胞和诱导细胞凋亡过程中发挥重要作用。上述两类细胞因子作为炎症相关免疫应答的主要调控因子，在非哺乳期乳腺炎的发生发展过程中扮演重要角色。趋化因子可以介导免疫细胞定向迁移，同时还能活化免疫细胞，参与淋巴器官形成及免疫细胞发育，并启动和调控适应性免疫应答。集落刺激因子、生长因子和干扰素可以诱导免疫细胞生长、分化。上述因子在非哺乳期乳腺炎的炎症免疫应答中共同发挥间接作用。目前对非哺乳期乳腺炎免疫应答中相关细胞因子表达的研究主要集中在促炎因子 IL-2、IL-4、IL-6、IL-8、IL-1β、IL-17、IL-22、IL-23、TNF-α 及抑炎因子 IL-10、TGF-β（TGF-β1）、IL-35、IL-37 这两大方面。

有研究使用免疫组化法检测了 30 例浆细胞性乳腺炎及 10 例乳腺增生症患者病变组织中 IL-2、IL-4 的表达情况，结果发现浆细胞性乳腺炎组 IL-2 表达高于乳腺增生组，且急性期 IL-2 表达高于亚急性期和慢性期，IL-4 表达两组间无明显差异。浆细胞性乳腺炎患者 IL-2、IL-4 表达呈负相关。IL-2 可以促进 Th1 细胞的活化增殖，主要产生 Th1 型免疫应答，介导细胞免疫，促进 CTL 的分化并增强其杀伤功能，同时可以增强巨噬细胞的吞噬能力和 NK 细胞的杀伤活性。IL-4 可以促进 Th2 细胞增殖，辅助 B 细胞的活化、增殖和分化，产生抗体介导体液免疫。可见，在浆细胞性乳腺炎患者中，免疫平衡向 Th1 方向偏移，细胞免疫在炎症发生发展尤其是急性期占主导作用。

王小龙等将浆细胞性乳腺炎的炎性肿物组织设为观察组，以距炎性肿物＞3 cm 镜检为正常乳腺组织的病理标本设为对照组，通过免疫组化法检测了两组 IL-1β 及 TNF-α 的表达水平，结果发现观察组 IL-1β 及 TNF-α 的表达水平均高于对照组，观察组急性期及亚急性期 IL-1β 及 TNF-α 的表达水平高于慢性期。IL-1β 及 TNF-α 均属于细胞因子中促炎因子类别，在浆细胞性乳腺炎急性期时，IL-1β 和 TNF-α 被感染部位的巨噬细胞释放，加速炎症细胞的活化和聚集产生炎症介质，引起局部和全身炎症反应，促进病原清除。该类细胞因子持续高水平表达，不利于炎症消散，会加剧局部炎症反应从而加重病情。

Mehmet Saydam 等对 26 例肉芽肿性乳腺炎及 15 例生育期健康女性血清中 IL-17、IL-22、IL-23 的浓度行了比较，结果发现肉芽肿性乳腺炎患者血清中 IL-22、IL-23 的浓度显著升高，而 IL-17 两组间比较无显著差异。IL-23 是 IL-2 细胞因子家族的一员，是一种促炎细胞因子，可以促进 Th17 细胞的增殖和功能维持。Th17 又通过分泌 IL-17、IL-22 等多种细胞因子发挥效应，主要介导固有免疫应答及体液免疫。通过诱导中性粒细胞为主的炎症反应，吞噬和杀伤细菌和真菌等病原，IL-22 还能调节抗体的产生，也是炎症过程中调节组织反应的重要细胞因子。可见，在肉芽肿性乳腺炎患者中，存在 Th17 细胞异常激活的状态，可能是导致固有免疫应答持续亢进的原因。

数项研究发现临床有效的治疗方药可以通过降低浆细胞性乳腺炎患者血清或乳腺组织中 IL-6、TNF-α 的表达水平发挥作用。IL-6 也是一种促炎细胞因子，可以诱导 T 细胞向 Th17 亚群分化，同时明显促进 CTL 的分化并增强其杀伤功能。

IL-10、TGF-β 是两大重要的抑炎因子，通过直接抑制免疫细胞的功能或诱导调节性 T 细胞间接发挥免疫抑制作用。有研究发现浆细胞性乳腺炎患者与健康正常者相比血浆中的 IL-17 升高，IL-10 和 TGF-β1 降低，急性期和脓肿型患者 IL-17 水平较亚急性期、慢性期患者升高，但 IL-10 和 TGF-β1 的表达水平在浆细胞性乳腺炎不同组间比较无明显差异。推测浆细胞性乳腺炎患者体内的 Th17 细胞受到刺激分泌大量 IL-17，IL-17 进一步激活 Th17 细胞分泌更多的促炎因子，同时抑制 Treg 细胞分泌 IL-10、TGF-β1 等抑炎因子，从而使乳腺组织产生持续的炎症反应，进而导致脓肿形成或病程迁延。

张鹏斌等比较了浆细胞性乳腺炎急性期患者、乳腺癌患者和健康对照者外周血中 IL-35、IL-37 的表达水平，结果发现浆细胞性乳腺炎急性期患者 IL-35 水平显著低于健康对照组，而 IL-37 水平显著高于乳腺癌对照组及健康对照组。IL-35 是一种免疫抑制性细胞因子，主要由调节性 T 细胞分泌，其可以增强 Treg 作用，抑制辅助性 T 细胞（Th18）分化。IL-35 水平降低，提示抑制性免疫应答作用受到阻碍，炎症活化状态持续，与非哺乳期乳腺炎相关免疫研究结论一致。IL-37 可以抑制促炎性细胞因子的表达，具有抑制固有免疫和适应性免疫应答的作用，是一个新型抑炎因子，其表达显著升高提示浆细胞性乳腺炎急性期也存在免疫抑制作用，可见浆细胞性乳腺炎急性期免疫应答机制颇为复杂，还有很多现象需要进一步的机制研究加以解释。

此外，我们也发现了一些得出相反结果的研究。陆清等研究发现浆细胞性乳腺炎急性期患者外周血中 IL-6、IL-10 的水平较亚急性期和慢性期患者升高，同时较健康对照者升高，而在亚急性组、慢性组及对照组间比较差异无统计学意义。而魏云龙的一项研究结果却提示浆细胞性乳腺炎患者外周血中 IL-10 的表达较健康正常者降低。另一项研究检测了 47 例肉芽肿性乳腺炎及 30 例健康女性血清中 IL-4、IL-8、IL-10、IL-17 及 TNF-α 的表达，结果发现肉芽肿性乳腺炎患者血清中 IL-8、IL-10、IL-17 的水平高于健康女性对照组。病变活动期及缓解期 IL-8 水平均高于对照组，而 IL-10 在缓解期患者高于对照组。IL-4 和 TNF-α 各组间比较无明显差异。得出部分相悖结果可能归因于非哺乳期乳腺炎中不同种类疾病免疫应答的差异，也可能与同一疾病不同阶段免疫应答的变化有关，因此有待样本量更大更严谨的研究设计来得出明确的结论。

综合上述研究，我们发现非哺乳期乳腺炎患者细胞因子功能的紊乱主要表现在促炎因子的异常分泌，尤其是炎症的急性期，导致固有免疫应答、细胞免疫、体液免疫应答功能不同程度的持续激活状态，同时抑炎因子分泌不足，炎症免疫状态得不到抑制，炎症持续发展，导致病程迁延，从急性期向慢性期过渡。

四、免疫细胞表面功能分子

非哺乳期乳腺炎细胞表面功能分子调控作用的研究主要集中在细胞表面参与免疫应答机制的功能分子人白细胞抗原（HLA）及细胞黏附分子（cell adhesion molecule，CAM）两大类上。

HLA 在细胞表面表达，可识别外来抗原，在机体启动免疫反应中发挥重要作用，并调节免疫反应。有研究基于 HLA 在肉芽肿性乳腺炎患者中的分布，纳入了土耳其种族 48 名经病理诊断为肉芽肿性小叶乳腺炎患者和 50 名正常健康人作为对照，探讨在土耳其人群中 HLA 和肉芽肿性乳腺炎之间的相关性，并比较疾病有无复发患者 HLA 抗原表达频率的差异，从而探索该病可能的发病机制。研究提取了肉芽肿性乳腺炎患者和健康组外周血淋巴细胞基因 DNA，发现患者组 HLA-A*10、HLA-A*2403、HLA-B*18、HLA-DR*17 抗原表达频率明显高于健康组（$P = 0.012$、$P = 0.012$、$P = 0.0001$、$P = 0.005$）。患者组 HLA-A*29、HLA-B*14、HLA-DR*1 抗原的表达频率均低于健康组（$P = 0.027$、$P = 0.013$、$P = 0.015$）。比较患者有无复发时，HLA-A*3（$P = 0.048$）与 HLA-A*32（$P = 0.011$）差异有统计学意义。HLA 等位基因是决定疾病易感程度的重要基因，已有大量研究证实一些自身免疫疾病，如强直性脊椎炎、风湿性关节炎、银屑病等已建立起与 HLA 系统的遗传联系。肉芽肿性乳腺炎长期以来被认为可能是一种自身免疫性疾病，这些发现有助于解释其发病机制。但该研究根据 HLA 的表达频率的变化，尚不能提出有效的治疗方案，在需要类固醇或其他免疫抑制药物治疗的患者中，HLA 的分布情况具有一定研究价值。

细胞黏附分子（CAM）是介导细胞间或细胞与细胞外基质间相互结合和作用的分子。细胞表达的不同黏附分子是其介导炎症不同阶段的重要分子基础。黏附分子属于白细胞分化抗原，根据其结构特点可分为免疫球蛋白家族、整合素家族、选择素家族、钙黏蛋白家族。

免疫球蛋白超家族中细胞间黏附分子-1（ICAM-1）是一种调节免疫细胞间相互作用的细胞表面糖蛋白，通过识别和黏附炎性细胞来吸引炎性细胞介导细胞识别、活化、黏附和转移等。有研究发现浆细胞性乳腺炎患者的乳腺导管上皮细胞和血管内皮细胞的 ICAM-1 的表达程度较非浆细胞性乳腺炎的导管上皮细胞和血管内皮细胞表达显著增高。高表达的 ICAM-1 可以吸引 T 淋巴细胞和（或）巨噬细胞引起组织学变化，并且可以促进淋巴细胞和浆细胞向浆细胞性乳腺炎炎症部位的附着、边聚和外渗，同时加重炎症。该研究结果首次证实了 ICAM-1 存在于浆细胞性乳腺炎的血管内皮细胞和乳腺导管上皮细胞表面。并且证实 ICAM-1 不仅可以诱导浸润的炎性细胞归巢到导管系统组织，还可以直接和（或）间接地调节乳腺导管上皮细胞的功能。

关于浆细胞性乳腺炎乳腺组织细胞表面功能分子调控指标的研究中，可溶性细胞间黏附分子-1（sICAM-1）是由位于细胞膜表面的 ICAM-1 通过蛋白质溶解切割机制过程脱落后分泌进入血液。有研究选取 44 例浆细胞性乳腺炎患者作为试验组，44 例乳腺增生患者作为对照组。在手术前后，分别通过免疫组织化学链霉亲和素-生物素-过氧化酶复合物法检测乳腺组织 ICAM-1 表达情况及酶联免疫吸附试验检测血清 sICAM-1 表达水平，评价其临床价值及意义。结果提示试验组手术时切除的病理组织 ICAM-1 染色程度显著加深，表达较对照组明显增加；手术后试验组与对照组患者 sICAM-1 相比，表达水平显著下降。另有类似研究采用上述方法分析相同指标在浆细胞性乳腺炎发生、发展及预后转归中的临床意义。结果显示：与术前比较，浆细胞性乳腺炎组术后血清 sICAM-1 明显下降（$P < 0.01$），与乳腺增生组织的表达水平相当（$P > 0.05$）。这提示浆细胞性乳腺炎患者经手术治疗后，sICAM-1 表达能恢复到正常组织表达水平，提示其表达量与浆细胞性乳腺炎病情发展存在相关性。进一步分析显示，术前血清 sICAM-1 表达量随组织中 ICAM-1 阳性表达率增多而增高，两者呈正相关（$P < 0.01$）。故在临床上，sICAM-1 可以作为浆细胞性乳腺炎手术后恢复程度的检测指标。

上述研究结果表明，ICAM-1 在浆细胞性乳腺炎的导管内皮细胞及血管内皮细胞中均扮演了重要的角色，可能与浆细胞和淋巴细胞的黏附、游离、边聚及炎细胞的"归巢"密切相关，导致炎症细胞不断归巢到导管上皮细胞。乳腺导管上皮细胞受到外界炎性反应刺激后诱导 ICAM-1 表达，诱导以浆细胞为主的大量炎症细胞向乳腺导管周边的聚集和外渗，从而形成浆细胞性乳腺炎特有的病理表现。而 ICAM-1 和 sICAM-1 在疾病发生和发展时显著升高，与浆细胞性乳腺炎的发生、发展密切相关，可作为监测疾病状态的标志物。同时，由于 sICAM-1 是经过溶解—分解—脱落—进入血液的过程，其可使组织恢复到原有的状态，故其在临床上可以作为手术后恢复程度的监测指标，也可通过动态监测评估浆细胞性乳腺炎的病情转归。

属于细胞黏附分子不同结构特点的选择素家族有 L-选择素、P-选择素和 E-选择素三个成员，选择素与大多数黏附分子所结合的配体不同，选择素识别的是一些寡糖基因，主要是唾液酸化的路易斯寡糖或类似结构的分子，这些配体主要表达于白细胞和内皮细胞表面，在白细胞与内皮细胞黏附、炎症发生以及淋巴细胞归巢中发挥重要作用。细胞表达的不同黏附分子是其介导炎症不同阶段的重要分子基础。以中性粒细胞为例，在炎症发生初期，中性粒细胞表面的唾液酸化的路易斯寡糖与内皮细胞表面炎症介质所诱导表达的 E-选择素的相互作用，介导了中性粒细胞沿血管壁的滚动和最初的结合。随后，中性粒细胞表面的 IL-8 受体结合内皮细胞表面的膜型 IL-8，从而刺激细胞表面淋巴细胞功能相关抗原 1（lymphocyte function associated antigen-1，IFA-1）和黏膜地址素细胞黏附分子 1（mucosal addressin cell adhesion molecule-1，MAdCAM-1）等整合素分子表达上调和活化，并同内皮细胞表面的 ICAM-1 结合，介导中性粒细胞与内皮细胞紧密的黏附和穿出血管内皮细胞到炎症部位发挥作用。有研究应用免疫组化方法检测 E-选择素在浆细胞性乳腺炎组织中的表达，以无瘤的正常乳腺组织作为阴性对照试验。E-选择素在浆细胞性乳腺炎和正常乳腺组织导管上皮组织中的表达是无统计学差异的。

然而大多数关于细胞黏附分子表达的研究多集中在浆细胞性乳腺炎，对于肉芽肿性小叶乳腺炎，细胞黏附分子的研究目前尚无相关报道。这可能与浆细胞性乳腺炎乳腺导管周围大量以浆细胞为主的炎性细胞黏附、外渗及聚集，更直接或间接地调节乳腺导管上皮细胞的功能有关。

五、免疫相关炎症信号通路

目前对非哺乳期乳腺炎免疫相关炎症信号通路的研究主要集中在调控炎症因子，减轻炎症反应的相关信号通路，包括核因子 κB（NF-κB）信号通路、白介素 6 / 信号传导及转录激活蛋白 3（IL-6 / STAT3）信号通路和磷脂酰肌醇-3-激酶 / 蛋白激酶 / 哺乳动物雷帕霉素靶蛋白（PI3K / AKT / mTOR）信号通路。阻断此类信号通路，可降低细胞因子和炎症介质的产生，进而减轻炎症反应。

（一）NF-κB 信号通路

组织病理学上，肉芽肿性小叶乳腺炎是由巨噬细胞、单核细胞、嗜中性粒细胞、淋巴细胞和非干酪样坏死组成的小叶肉芽肿构成。由于肉芽肿由巨噬细胞浸润和增殖诱导，巨噬细胞活化被认为是肉芽肿性小叶乳腺炎的中心发病机制。巨噬细胞是通过各种炎症细胞因子包含 IL-1β、IL-6、TNF-α 和诱导型一氧化氮合酶（inducible nitric oxide synthase，iNOS）的释放在炎症性疾病中发挥免疫作用的。而 NF-κB 途径被认为是该病的上游信号，能调控上述炎症因子的转录。它最重要的特征是其复合物 p50 / p65 异二聚体，通过附着于人核因子 κB 抑制蛋白 α（inhibitor of κB，IκBα）的抑制性亚基而在静息细胞的细胞质中失活。受到刺激后，IKK 磷酸化 IκBα，然后释放 NF-κB，接着 NF-κB 转移至细胞核中，来激活下游基因表达。另外细胞因子也能够激活 NF-κB，而多种促炎细胞因子的启动子部位都有 NF-κB 位点，它是细胞因子释放的关键调控因素。因此阻断 NF-κB 信号通路，降低细胞因子、炎症介质产生，减轻炎症反应，许是治疗该病的新思路。

有研究采用具有抗炎功效中药阔叶功劳（*mahonia bealei*，BM）对肉芽肿性小叶乳腺炎患者乳腺病变组织进行体外实验。将 10 例病变乳腺组织标本切成小片，经过消化液缓冲、过滤、离心获得的细胞颗粒，并在 37℃ 的 RPMI-1640 培养基中培养，然后用 BM 进行处理。收集细胞上清液用于细胞因子阵列检测，并将细胞蛋白裂解物进行蛋白质印迹分析。细胞经过 BM 处理后，趋化因子（CC 基序）配体 CCL-2、CCL-3、CCL-5 和可溶性肿瘤坏死因子受体（soluble tumor necrosis factor receptor，sTNFR）的表达受到抑制，伴随着 NF-κB 和 MAPK 信号传导的活性降低，CCL-5 在 BM 处理后表现出最高的抑制率。综上，NF-κB 和 MAPK 信号通路可能通过 CCL-5 这一靶点参与了肉芽肿性小叶乳腺炎的发病过程。

另有研究指出浆细胞性乳腺炎的发生也和 NF-κB 通路相关：由于乳腺导管继发炎性反应，刺激导管上皮细胞 NF-κBp65 蛋白，随后被转运至细胞核内，通过与 ICAM-1 基因启动子区域的 NF-κB 位点结合，引起 ICAM-1 基因转录增强，ICAM-1 蛋白表达增多，继而诱导以浆细胞为主的大量炎性细胞在乳腺导管周围的黏附、外渗及聚集表达。

（二）IL-6 / STAT3 信号通路

IL-6 被认为是与炎症反应密切相关的多效性炎症细胞因子，在多种炎症性疾病中发挥重要作用，可强效激活和介导信号转导与转录活化因子 3（signal transducer and activator of transcription 3，STAT3）并使其磷酸化。磷酸化的 STAT3 能够促进炎症因子的表达并进一步加剧炎症反应。

在对浆细胞性乳腺炎患者 IL-6 / STAT3 信号通路的研究中发现：浆细胞性乳腺炎患者乳腺组织中 IL-6 水平明显高于急性乳腺炎患者和正常乳腺组；浆细胞性乳腺炎组织中 IL-6 和 p-STAT3 染色阳性率分别为 93.3%（28 / 30）和 70%（21 / 30），IL-6 与 p-STAT3 染色分别呈显著正相关（r = 0.408，$P = 0.025$）；有乳头凹陷的浆细胞性乳腺炎患者 IL-6 表达明显高于其他浆细胞性乳腺炎患者。然而，在有无复发的浆细胞性乳腺炎患者之间，IL-6 和 p-STAT3 染色没有显著性差异。另有研究报道，在浆细胞性乳腺炎不同分期的患者中，与疾病慢性期患者相比，急性期与亚急性期患者乳腺组织中 TNF-α、NF-κB、IL-6、p-JAK 和 p-STAT3 的表达水平显著增加，差异有统计学意义（$P < 0.05$）。且 TNF-α 与 NF-κB 染色呈显著正相关（r = 0.408，$P = 0.025$），IL-6 与 p-STAT3 染色呈显著正相关（r = 0.411，$P = 0.020$）。研究提示 TNF-α、NF-κB、IL-6、JAK 和 STAT3 涉及的信号通路在浆细胞性乳腺炎的发生发展中发挥关键作用。

在一项肉芽肿性小叶乳腺炎患者 IL-6 / STAT3 信号通路的研究中发现：肉芽肿性乳腺炎患者血清中 IL-6 表达水平明显增高（$P < 0.05$）；肉芽肿性乳腺炎组织样本中 IL-6 和 pSTAT3 蛋白的表达水平明显高于毗邻的正常乳腺组织（$P < 0.01$），IL-6 与组织 STAT3 磷酸化具有明显的正相关。其研究结果与上述浆细胞性乳腺炎患者 IL-6 / STAT3 信号通路研究结果一致。

综上，IL-6 / STAT3 信号通路在非哺乳期乳腺炎中被激活，在该病发病机制中起重要作用。

（三）PI3K / AKT / mTOR 信号通路

PI3K / AKT 信号通路是哺乳动物细胞中控制细胞生长、迁移、增殖和代谢的重要节点。PI3K / AKT 通路包含了多种细胞表面受体的信号，最近的研究表明这些细胞表面受体在调节性 T 细胞的功能和稳定性中发挥作用。同时 PI3K / AKT 通路在炎性反应中的作用日益受到重视。

一项研究将 60 例肉芽肿性小叶乳腺炎患者作为观察组，同期健康体检者 30 名作为对照组，分析 PI3K / AKT / mTOR 通路蛋白及免疫球蛋白水平变化。观察组磷脂酰肌醇激酶（PI3K）、蛋白激酶 B（AKT）、哺乳动物雷帕霉素靶蛋白（mTOR）及 IL-2、IL-6、IL-10 水平明显升高，IgA、IgM 及 IgG 水平明显降低，且差异均有统计学意义（$P <$ 0.05）。可见，PI3K / AKT / mTOR 通路及免疫球蛋白与肉芽肿性小叶乳腺炎发病过程密切相关。PI3K / AKT / mTOR 通路的激活导致机体发生明显的炎性反应，即表征为白细胞介素水平的明显升高，而同时 PI3K / AKT / mTOR 通路的激活和炎性反应的发生共同引起了机体免疫功能的降低，即 IgA、IgM、IgG 水平明显降低。另一项研究发现浆细胞性乳腺炎患者组织的 p-AKT 和 p-mTOR 水平高于正常组织。这表明活化的 AKT / mTOR 信号通路可能在浆细胞性乳腺炎中起重要作用，而这一过程可能是由外显子介导的。

由此可见，NF-κB 信号通路、IL-6 / STAT3 信号通路和 PI3K / AKT / mTOR 信号通路均参与了非哺乳期乳腺炎的发病过程，在免疫应答过程中扮演着重要的角色。

第二节
基因组改变

目前从基因层面开展非哺乳期乳腺炎的研究报道不多，仅有几项小病例数研究表明肉芽肿性小叶乳腺炎的发病与某些基因的异常表达有关。亚甲基四氢叶酸还原酶（methyleneteraphydropolate reductase，MTHFR）基因的变异是多种疾病的危险因素，C677T 和 A1298C 是临床上检测 MTHFR 基因突变的两个重要位点。一项研究选取了 51 例肉芽肿性小叶乳腺炎患者和乳腺健康体检的患者作为实验组和对照组，分别检测 C677T MTHFR 和 A1298C MTHFR 基因的转录序列，结果发现实验组与对照组 C / C、C / T 基因型频率差异有统计学意义（均 $P < 0.05$），提示 MTHFR 基因 C677T 位点多态性是诱发肉芽肿性小叶乳腺炎的因素之一。另一项对肉芽肿性小叶乳腺炎病因的基因多态性研究发现 C677TT MTHFR，β 纤维蛋白原-455G ＞A，纤溶酶原激活物抑制剂（plasminogen activator inhibitor，PAI）-15G / 5G，血管紧张素转换酶（angiotensin converting enzyme，ACE）I / D 存在突变。

Beatrice Bercot 等报道了 1 例 Nod2 基因突变引起的中性粒细胞应答缺陷所致棒状杆菌感染的肉芽肿性乳腺炎病例，并强调需要进一步的研究来表明 Nod2 通路在中性粒细胞参与的病原体所致免疫应答中的重要作用，因为这类患者可能会出现严重细菌感染。因此，作者建议伴有棒状杆菌检出的肉芽肿性乳腺炎患者进行 Nod2 基因和功能状态的分析。

第三节
非哺乳期乳腺炎实验动物模型

非哺乳期乳腺炎是一种乳腺慢性化脓性疾病，迄今为止，其病因尚未完全阐明，开展实验动物模型研究有望进一步明确其发病机制，并为药物临床试验的开展奠定基础。本节主要介绍非哺乳期乳腺炎现有实验动物模型的研究进展。

一、实验模型动物的选择

非哺乳期乳腺炎研究模型目前常见为小鼠、大鼠及家兔等，各种动物造模方法间存在着差异，可以根据经济、便于繁殖、饲养和取材等方面进行选取。

近年来国内外学者多应用小鼠进行非哺乳期乳腺炎造模的尝试，常用的品系是 BALB / C 雌性小鼠，均为 6～8 周龄性成熟期小鼠。造模后可以发现小鼠乳腺导管扩张伴腺体周围浆细胞、淋巴细胞等炎症细胞浸润，此与浆细胞性乳腺炎临床病理现象较一致。但由于小鼠体积过小，且浆细胞性乳腺炎造模后小鼠乳腺受累范围有限，因此观察非哺乳期乳腺炎发生、发展存在诸多限制。

也有学者探索使用大鼠进行造模。大鼠与人类乳腺基础结构相似，都有末端导管小叶单位，且体型较大、生命力顽强、容易饲养。由于大鼠乳腺组织较小鼠多，使得造模过程中的操作难度降低，可以成功制备非哺乳期乳腺炎动物模型且成功率达到 80% 以上。

另外有研究者选择使用家兔作为实验模型动物。家兔体温较稳定、体型大小较适合，经过对其第 3、第 4 对乳腺进行浆细胞性乳腺炎造模后，可见造模处轻微肿大，病理学取材后可见大量浆细胞浸润。并可模拟浆细胞性乳腺炎 / 导管周围乳腺炎因导管排泄不畅所引起的分泌物淤积至产生乳腺炎症性肿块的整个发病过程。

二、实验动物模型的制备方法

非哺乳期乳腺炎为免疫相关炎症性病变，因此认为患者病变组织内有介导本病发生的免疫原成分，可以诱导本病的发生，提示可应用非哺乳期乳腺炎患者病变组织制作匀浆来诱导建立动物模型。举例而言，源自 B 淋巴细胞的浆细胞很少出现在正常的乳腺组织中，乳腺导管周围浆细胞、B 淋巴细胞和 T 淋巴细胞的浸润是浆细胞性乳腺炎的诊断标准。

模型制备方法分为非侵入自体造模方法与侵入性造模方法。非侵入自体造模方法操作相对简单，主要通过乳头结扎法进行造模。目前通过结扎小鼠乳头，阻止乳汁排出而达到乳腺炎的自体造模方法，结扎后小鼠腺体导管扩张并大量浆细胞渗入间质组织内，乳腺肿大明显并存在脓肿形成，乳汁起初无任何改变，而后乳汁呈水样稀薄并存在絮状物，结扎后的浆细胞性乳腺炎发生率较低，仅占 20% 左右。

注射患者病损组织匀浆为目前较为常用的侵入性造模方法。通过无菌条件下取材临床中非哺乳期乳腺炎患者新鲜组织与生理盐水按照 1∶3 比例混合，应用匀浆机进行匀浆制作后放置于高压灭菌的匀浆管内，而后放置于粉碎槽内粉碎组织，并与适量冰块混合，防止匀浆过程中温度增高破坏有效成分，粉碎后组织再次放置于超声波细胞粉碎仪内进行细胞粉碎，使组织标本细胞内的活性成分释放到匀浆内，最终将匀浆中清液置于无菌瓶内并与完全弗氏佐剂混合，制成油包乳混悬液。将混悬液注入麻醉的小鼠、大鼠、家兔的第 3、第 4 对乳腺内。一般 36 h 后乳腺导管水肿扩张，有浆细胞浸润、腺泡间隔增宽、散在有淋巴细胞，部分腺上皮细胞坏死、脱落；48 h 后乳腺导管明显扩张，伴大量浆细胞浸润，渗出严重区域的腺泡上皮大多坏死、脱落、崩解以致消失。这种造模方法效果较好。近年来，也有学者通过皮下注射甲氧氯普胺和局部注射乳汁诱导 Wistar 大鼠建立非哺乳期乳腺炎动物模型。

综上所述，目前非哺乳期乳腺炎基础实验的实验技术主要是注射患者病损组织匀浆的造模方法，此方法造模成功率为目前最高。

三、模型机制研究

动物模型是生物医学研究的重要工具，其主要通过模仿疾病的发生机制及病理表现来进行模型构建，学者通过动物模型便可研究行之有效的治疗方法。

非哺乳期乳腺炎为无菌性炎症，大部分学者推测病因可能为导管内壁扩张，导管内的鳞状上皮向导管内延伸并分泌角质碎屑等脂质阻塞乳导管形成。为了模拟这一现象，崔振等将浆细胞性乳腺炎患者组织匀浆注射至 BALB/C 雌性小鼠乳腺内，成功建立小鼠模型，证明本病可能为乳腺导管内分泌物过度刺激而诱发的自身免疫相关疾病。

细胞间黏附分子-1（ICAM-1）又称 CD54，属于黏附分子中的成员，是介导黏附反应的重要黏附分子，可为寻找诊断非哺乳期乳腺炎的外泌体提供新的方向。ICAM-1 在非哺乳期乳腺炎与正常组织中的表达存在差异，有研究显示 ICAM-1 在非哺乳期乳腺炎患者乳腺导管上皮内的表达率达 90% 左右。因此推测 ICAM-1 在非哺乳期乳腺炎的发展中发挥重要作用。Wang 等通过组织匀浆注射建立了小鼠浆细胞性乳腺炎模型，并通过该模型研究得出外泌体在炎症进展过程中起到重要作用。

　　IL-6 被认为是与炎症反应密切相关的多效性炎症细胞因子，可强效激活和介导信号转导与 STAT3 并使其磷酸化。浆细胞性乳腺炎和肉芽肿性小叶乳腺炎患者乳腺组织中 IL-6 水平都明显高于急性乳腺炎患者和正常乳腺组织，IL-6、JAK 和 STAT3 涉及的信号通路在非哺乳期乳腺炎的发生发展中发挥关键作用。可见，IL-6 / STAT3 信号通路在非哺乳期乳腺炎中被激活。为了模拟这一现象，Liu 等将 IL-6 修饰后注入小鼠体内，可见 IL-6 / JAK2 / STAT3 信号通路活化并可促进 B 细胞分化为浆细胞，刺激 IL-6 的自分泌，从而形成一个正反馈回路，顺利完成非哺乳期乳腺炎动物模型造模。但该方法无法区分检测到的 IL-6 为自身内源性还是造模时外源性注射遗留的，在今后的研究中值得进一步探索。Liu 等应用盐酸青藤碱调节 IL-6 / JAK2 / STAT3 信号通路，发现盐酸青藤碱能够抑制 IL-6 胞外体细胞分泌，结论提示该药可降低非哺乳期乳腺炎小鼠模型中促炎细胞因子 IL-6 的表达，并通过抑制 STAT3 信号通路抑制炎症进展，证明了中医药研究在这一类动物模型中的可行性。

　　综上所述，动物模型免疫学研究尚处于起步阶段，多数免疫分子检测均通过患者病变乳腺组织取材后注入动物乳腺内制备的模型开展研究，下一步可尝试原代细胞传代等方法，为开展更全面深入的研究奠定基础。

四、模型效果评价

　　动物模型的评价方法，主要采用生理、生化和病理方法进行评判，包括行为、影像、生理生化和组织切片等技术设备。仪器设备应满足模型评价的要求，指标完善，条件稳定。评价体系一般基于表观效度、预测效度及结构效度三原则，包括整体行为特征、组织器官、细胞和分子等在内的评价体系。

　　浆细胞性乳腺炎模型多伴有乳头内陷，凹陷处常伴脂渣样物质，亦可出现乳头溢液现象，乳晕周围可出现红色肿块，触压有痛感，部分动物模型见乳房皮肤破溃，局部瘘管形成，乳晕部肿块与皮肤局部相连接。肉芽肿性乳腺炎模型多无乳头内陷，不伴脂渣样物质，红肿范围可及动物模型乳房周围或各处。

　　浆细胞性乳腺炎病理上可见乳腺大导管及叶间导管扩张，呈圆形或不规则形，周围组织和乳腺小叶内聚集浆细胞、淋巴细胞等特殊组织，腺导管周围组织部分呈纤维化改变并夹杂较多小血管。动物模型评价镜下病理可见乳腺导管扩张、乳腺小叶破坏并伴有嗜酸性细胞、淋巴细胞浸润以及浆细胞大量浸润。在高倍显微镜下，浆细胞性乳腺炎的阴性和阳性病变分别为每高倍镜视野少于 50 个炎性细胞和 50 个以上炎性细胞。研究使用来自相同石蜡包埋组织的连续切片，进行 3 次炎症细胞浸润程度评价，并在 2 个显微镜下以盲法随机选择每个载玻片在显微镜下的 3 个不同视野（×200）进行半定量评分。最终由 2 名病理学家指定患有浆细胞性乳腺炎病理改变的动物为阳性结果，否则为阴性。另一项研究由两名经验丰富的病理医生对模型切片进行染色评估。以 40 倍物镜在五个随机选择的区域对浆细胞进行计数。使用免疫组化评分，阳性细胞百分比和染色强度都应考虑。通过将百分比和强度相乘获得最终分类。

肉芽肿性乳腺炎动物模型的特征性病理表现为非干酪样肉芽肿，伴上皮样组织细胞、多核巨细胞、中性粒细胞及数目不等的淋巴细胞、浆细胞、嗜酸性粒细胞浸润。有研究发现，大鼠造模第 28 日乳腺病变组织镜下可见上皮样组织细胞构成的肉芽肿，伴淋巴细胞、浆细胞、中性粒细胞等，提示成功建立肉芽肿性乳腺炎动物模型，出现类似人肉芽肿性乳腺炎病理改变。

第四节
总结与展望

目前非哺乳期乳腺炎的生物标记物研究主要包括免疫微环境改变和基因组两大类，研究较多的为免疫微环境的改变。由于非哺乳期乳腺炎包含乳腺导管扩张症、肉芽肿性小叶乳腺炎等不同种类的疾病，病理特点不同，参与的免疫应答环节亦可能存在一定差异。同时，由于炎症发展的阶段不同，免疫细胞、炎症因子的数量、功能亦发生不断的变化。因此，目前这些指标的特异性和临床应用价值尚不高，仍然需要对非哺乳期乳腺炎发生发展的生物标记物进行深入的研究。未来随着技术和平台的发展，将会极大促进非哺乳期乳腺炎的生物标记物研究，从而进一步阐释该病的发生发展机制，完善临床规范诊疗方案。

近年来，非哺乳期乳腺炎动物模型研究逐步开展，通过对模型动物选择、模型制备方法、机制研究、模型效果评价等方面进行综述，以期为非哺乳期乳腺炎的病因病机及防治方法研究提供进一步的理论研究基础。未来，非哺乳期乳腺炎的动物模型研究可从原代细胞培养、基因检测、信号通路、外泌体检测及影像新技术方面进行综合研究，有望为后续非哺乳期乳腺炎的病因研究和疗效评价带来突破性进展。

（邵士珺 陈玮黎 孙佳晔 陈筱筱 姚孟杰）

参考文献

[1] 沙明法 . 乳腺导管扩张症 63 例临床分析 [J].
中国实用医药，2010，5（28）：74-75.

[2] 马榕 . 乳腺导管扩张症临床病理特征与治疗对
策 [J]. 中国实用外科杂志，2009，29（3）：
215-217.

[3] 冯凯，韩猛，王心妹，等 . 非哺乳期乳腺炎发
病高危因素的病例-对照研究 [J]. 现代生物医
学进展，2018，18（11）：2190-2193.

[4] 杨海龙，龙晨蒙 . 非哺乳期乳腺炎的相关影响
因素分析 [J]. 中国民康医学，2020，32（6）：
130-136.

[5] C Y WONG S，W S POON R，H K CHEN
J，et al. Corynebacterium kroppenstedtii is
an emerging cause of mastitis especially in
patients with psychiatric illness on antipsychotic
medication [J]. Open Forum Infect Dis，2017，
6；4（2）：ofx096.

[6] 梁小燕，刘忠民，黄海球，等 . 非哺乳期乳腺
炎与人体固有免疫系统的关系及其临床意义
[J]. 中国现代普通外科进展，2020，23（5）：
352-356.

[7] 周君敬 . 非哺乳期乳腺炎患者外周血 T 淋巴细
胞、免疫球蛋白及补体水平的变化情况分析
[J]. 临床医学工程，2014，21（3）：325-326.

[8] 侯吉学，孙厚启，黄桂林 . 白细胞介素-2 及-4
在浆细胞性乳腺炎发病中的作用 [J]. 中华实用
诊断与治疗杂志，2015，29（11）：1104-1106.

[9] CHENG K，ZHANG CJ，WU YQ. The
expression and meaning of CD68，CD163，CD57，
and IgG4 in granulomatous lobular mastitis [J].
Gland Surg，2020，9（4）：936-949.

[10] 张学玲 . CD68、CD163 与 IgG4 联合检测对肉
芽肿性乳腺炎患者的应用意义 [J]. 系统医学，
2019，4（19）：34-36.

[11] 夏亚茹，陈红凤，叶媚娜，等 . 非哺乳期乳
腺炎患者外周血 T 淋巴细胞、免疫球蛋白及
补体水平的变化 [J]. 中华乳腺病杂志（电子
版），2012，6（5）：504-514.

[12] 陆清，夏亚琳，李琼，等 . 不同时期浆细胞性
乳腺炎患者的免疫功能 [J]. 广西医学，2017，
39（12）：1788-1790.

[13] 张军，张卫东，闵美林，等 . 清热化痰散结方
对非哺乳期乳腺炎患者炎性腺体组织免疫球
蛋白 G、免疫球蛋白 M 及血管内皮生长因子
水平的影响 [J]. 河北中医，2020，42（1）：
22-26.

[14] 张少波，郑晓宏，钟铁刚，等 . 浆细胞性乳腺
炎患者外周血 Th17 细胞的变化 [J]. 临床军
医杂志，2015，43（1）：14-16.

[15] 付嘉，熊斌，司传平，等 . 浆细胞性乳腺炎患
者外周血 CD4$^+$、CD25$^+$、CD127$^-$调节性 T 细
胞变化 [J]. 中国免疫学杂志，2013，29（8）：
821-824.

[16] 王小龙，刘兴，苏依图 . 浆细胞性乳腺炎组织
中 IL-1β 及 TNF-α 的表达及临床意义 [J]. 现
代生物医学进展，2017，17（6）：1110-1112.

[17] Mehmet S，Kerim BY，Mutlu S. New
findings on autoimmune etiology of idiopathic
granulomatous mastitis：Serum IL-17，IL-22 and
IL-23 levels of patients [J]. Journal of Investigative
Surgery，2020，11：1-5.

[18] 黄雅娟，陈晓勇，邹玉峰，等 . 中药对浆细胞
性乳腺炎患者白细胞介素（IL-6）和肿瘤坏
死因子（TNF-α）水平的影响 [J]. 黑龙江医
药杂志，2019，42（2）：179，181.

[19] 徐金华，李志峰，王甫，等 . 除癣消溢散对浆
细胞性乳腺炎患者 TNF-α、IL-6 的影响 [J].
辽宁中医杂志，2016，43（2）：318-319.

[20] GAO H，LIU L，ZHAO Y，et al. Human IL-6，
IL-17，IL-1β，and TNF-α differently regulate
the expression of pro-inflammatory related genes，
tissue factor，and swine leukocyte antigen class I in
porcine aortic endothelial cells [J]. Xenotransplantation，
2017，24（2）：12216-12219.

[21] 张鹏斌，李鹏飞，朱林波，等 . 白细胞介
素-35 与白细胞介素-37 在急性期浆细胞性乳
腺炎患者外周血中的表达 [J]. 中国卫生检验
杂志，2019，29（8）：970-971，979.

[22] 陆清，夏亚琳，李琼，等 . 不同时期浆细胞性
乳腺炎患者的免疫功能 [J]. 广西医学，2017，
39（12）：1788-1790.

[23] 魏云龙 . 辅助 T 细胞 17、调节性 T 细胞相关
因子与浆细胞性乳腺炎的相关性分析 [D]. 郑
州：河北大学硕士学位论文，2018.

[24] KOKSAL H. Human leukocyte antigens class I
and Ⅱ in patients with idiopathic granulomatous
mastitis [J]. the American Journal of Surgery，
2019，218（3）：605-608.

［25］董玉.ICAM-1 / 2 和 E-selectin 在 35 例浆细胞性乳腺炎组织中的表达［D］.银川：宁夏医科大学，2014.

［26］刘进梅，周文艳.ICAM-1、NF-κB p65、sICAM-1 检测用于浆细胞性乳腺炎诊断价值评价［J］.医学食疗与健康，2019（18）：35.

［27］王华，倪青，高宇哲.NF-κB p65、ICAM-1 和 sICAM-1 在浆细胞性乳腺炎中的表达及意义［J］.广东医学，2016，37（21）：3208-3211.

［28］WANG Z，WANG N，LIU X，et al. Broadleaf mahonia attenuates granulomatous lobular mastitis-associated inflammation by inhibiting CCL-5 expression in macrophages［J］. International Journal of Molecular Medicine，2018（41）：340-352.

［29］LIU Y，ZHANG J，ZHOU Y H，et al. IL-6 / STAT3 signaling pathway is activated in plasma cell mastitis［J］. International Journal of Clinical and Experimental Pathology，2015，8（10）：12541-12548.

［30］曹中伟，王潇，尤广宁，等.浆细胞性乳腺炎分期与相关炎性因子及其信号通路的机制研究［J］.中西医结合心血管病电子杂志，2019，7（12）：84-85.

［31］刁岩，单昌友，赵阳，等.IL-6 / STAT3 信号途径介导肉芽肿性乳腺炎作用机理［J］.现代生物医学进展，2018，18（23）：4486-4488.

［32］赵阳，王西京，张淑群.PI3K / AKT / mTOR 通路及免疫球蛋白参与的肉芽肿性小叶乳腺炎发病机制研究［J］.中国医药导报，2018，15（30）：8-10.

［33］WANG X，HAN Y，LIU J. Exosomes play an important role in the progression of plasma cell mastitis via the PI3K-Akt-mTOR signaling pathway［J］. Mediators Inflamm，2019（9）：4312016.

［34］张文根，张学英.生物学家对动物模型的观察［J］.生物学通报，2004，39（12）：61-61.

［35］崔振，余建军，张大庆，等.浆细胞性乳腺炎小鼠模型的建立［J］.中华全科医学，2013，11（12）：1831-1832.

［36］YU J J，BAO SL，YU SL. Mouse model of plasma cell mastitis［J］. Journal of Translational Medicine，2012，10（1）：S11.

［37］赵卫兵.中西医结合治疗浆细胞乳腺炎的荟萃分析及基础、临床研究［D］.北京：中国中医科学院：2018.

［38］陈凯.浆细胞乳腺炎家兔模型建立及胸腺肽 a1 免疫干预机制的研究［D］.银川：宁夏医科大学：2013.

［39］武瑞仙，楼丽华，赵虹.实验性乳腺炎动物模型研究进展［J］.浙江中西医结合杂志，2010，20（2）：126-128.

［40］YU J J，BAO S L，YU S L，et al. Mouse model of plasma cell mastitis［J］. J Transl Med，2012，10：11.

［41］LIU Y，ZHANG J，ZHOU Y H，et al. Activation of the IL-6 / JAK2 / STAT3 pathway induces plasma cell mastitis in mice［J］. Cytokine，2018，1（10）：150-158.

［42］LIU Y，SUN Y S，HE J J，et al. Sinomenine hydrochloride inhibits the progression of plasma cell mastitis by regulating IL-6 / JAK2 / STAT3 pathway［J］. Int Immunopharmacol，2020，81：106025.

第六章

非哺乳期乳腺炎的临床表现

非哺乳期乳腺炎的临床表现呈多样性，不同的疾病类型以及疾病的不同时期表现各不相同。非哺乳期乳腺炎的临床表现易与乳腺癌尤其是炎性乳腺癌相混淆，因此，在疾病的诊断过程中，需结合超声、影像以及组织病理学检查结果综合分析，从而指导临床诊断。本章整理并归纳了近 5 年国内外文献中经病理明确诊断的非哺乳期乳腺炎患者的临床表现，包括乳房局部症状和乳房外症状。乳房局部可表现为乳房肿块、乳房疼痛、乳头溢液、乳房窦道、乳头乳晕异常、皮肤改变、腋下淋巴结肿大；乳房外的症状包括下肢结节性红斑、发热、咳嗽等。

第一节
乳房症状

一、乳房肿块

非哺乳期乳腺炎大多表现为乳房肿块。乳腺导管扩张症的肿块通常位于乳晕周围；肉芽肿性乳腺炎的肿块好发于外周腺体组织，乳晕后方少见。在疾病的不同阶段，肿块表现各不相同。非哺乳期乳腺炎患者的肿块初起可沿导管呈条索样分布，其后逐渐增大，累及乳房各个象限，其肿块多与表面皮肤及周围腺体组织相粘连，可有局部皮肤颜色的改变，病变发展一般较快，可在数日内明显增大（图 6-1-1）。随着病程的进展，肿块的部分区域出现化脓，甚至突破表皮出现破溃流脓，形成瘘管。炎症急性期肿块局部可表现为红肿热痛，红肿范围逐渐扩大，形成脓肿。若病变累及乳房皮肤，引起局部皮肤水肿，可呈橘皮样改变。部分患者可伴有患侧腋下淋巴结肿大、压痛。炎症缓解期肿块多无明显疼痛，形成僵块，可持续数年而无明显的红肿表现。

上海中医药大学附属曙光医院乳腺科团队总结了 926 例非哺乳期乳腺炎患者的临床表现，发现乳房肿块为最常见的临床特征，约 93.7% 的患者均出现了乳房部肿块，其中乳房肿块 ≥ 2 个象限的患者比例为 26.3%。西班牙一项包含 3 060 例肉芽肿性

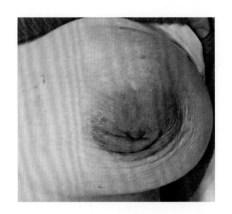

图 6-1-1　乳房肿块

乳腺炎患者的系统综述显示，最常见的临床表现是可触及的乳房肿块，占总人数的 80%，肿块平均大小为 5 cm（3～9 cm）。刘璐等观察了 120 例非哺乳期乳腺炎患者，45.8% 的患者以肿块为主要表现，病变常见于乳腺外上象限（21.7%）、内上象限（20.0%）及乳头乳晕区（30.8%）。Yanna Zhang 等回顾性观察了 152 例导管周围乳腺炎的患者，结果发现乳晕下肿块是最常见的临床表现（98.0%）。

二、乳房疼痛

非哺乳期乳腺炎可表现为乳房的疼痛，疼痛的性质可为胀痛、刺痛、隐痛或刀割样疼痛，呈自发性或阵发性，少数呈持续性钝痛，有的可放射至腋窝、肩背及上肢等处，行走或活动时加剧，甚者不能着衣，不敢触碰。多突然起病，通常不具有周期性规律，部分患者可在月经前疼痛加重。疼痛可为非哺乳期乳腺炎的首发症状，疼痛 2～3 日后出现乳房肿块，无治疗情况下疼痛呈逐渐加重的趋势，成脓期疼痛剧烈，呈跳痛，同时伴有全身症状，如发热、下肢结节性红斑、关节疼痛等。慢性期疼痛减轻或消失。

上海中医药大学附属曙光医院乳腺科团队对 926 例非哺乳期乳腺炎患者的临床表现进行回顾性研究显示，86.2% 的患者有乳房疼痛的表现。

三、乳头溢液

乳头溢液是乳腺导管扩张症的常见症状，早期可无其他症状而仅有乳头溢液，溢液的颜色不尽相同，可为灰白色、奶油色、褐色、灰色或绿色。溢液性质可以是水样

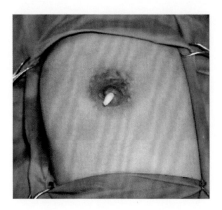

图 6-1-2　乳头脂质样分泌物

的，或浆液性的，或乳酪状，有时可稠厚如牙膏状（图 6-1-2）。溢液可为自发，常常间断出现，并可持续相当长时间。临床可表现为双乳多孔被动性乳汁样溢液、患侧乳房凹陷乳孔处单孔被动性脓性溢液、多孔黄色油脂样分泌物，或见内陷乳孔处白色粉渣样分泌物。有时，乳头后方可扪及增粗变硬的乳管，挤压乳管，乳头处可见有黄色、稠厚的"奶酪"样物质被挤出。部分患者挤压乳头未见异常分泌物，但术中可见乳头后方大导管明显扩张，内含大量黄色脂质样分泌物。上海中医药大学附属曙光医院乳腺科团队观察了 926 例非哺乳期乳腺炎患者的临床表现，其中 3.9% 的患者有乳头溢液。同时，回顾性分析 232 例上海中西药大学附属曙光医院乳腺科非哺乳期乳腺炎患者手术中乳腺导管内脂质样分泌物情况，其中 59.91% 的患者导管内可见分泌物，10.34% 的患者导管内可见大量分泌物潴留。

四、乳房窦道

非哺乳期乳腺炎疾病后期，反复溃破流脓或手术治疗失败，可导致乳房局部窦道或瘘管的形成。其中，由于乳腺导管扩张症、导管周围乳腺炎的肿块好发于乳头乳晕处，疾病反复发作，破溃流脓后，容易导致乳晕部窦道或瘘管的形成（图 6-1-3，图 6-1-4）。窦道可表现为单个或多个，各管道之间可相互连通，与凹陷的乳孔相连，甚至穿破皮肤，形成瘘管。窦道可仅局限于皮下脂肪层，也可累及腺体层，甚至到达乳房后间隙。仅局限于皮

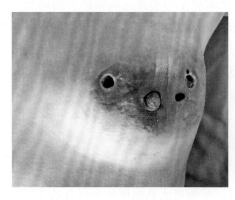

图 6-1-3　乳房多发瘘管

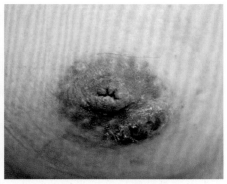

图 6-1-4　乳晕部窦道

下脂肪层的窦道多伴有肿块表面皮肤颜色改变。若窦道累及乳房后间隙，刺激胸膜后可出现刺激性干咳。乳晕部窦道若手术切除不彻底，疾病反复发作，易造成乳头乳晕处术口的破溃，形成难以愈合的慢性瘘管，也可因脓肿破溃或切开引流后伤口经久不愈，最终导致乳晕部窦道的形成（图6-1-5）。多发性脓肿破溃后可在乳晕周围形成多个瘘管。乳晕部瘘管通常与乳头后方大导管相通，与乳头凹陷有关。有些病例瘘管期迁延数年。有研究报道，导管周围乳腺炎的患者中，19.1%会出现乳晕部的瘘管。

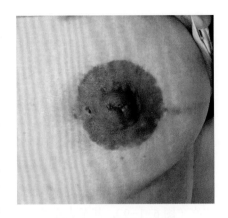

图6-1-5　术后乳晕部窦道

五、乳头内陷

非哺乳期乳腺炎患者中，近30%的患者有先天性的乳头内陷，表现为完全凹陷、不完全凹陷、一字型凹陷或局部单个乳导管凹陷（图6-1-6）。有研究指出，乳头内陷是非哺乳期乳腺炎发病的独立危险因素。同时，非哺乳期乳腺炎的疾病本身可引起乳头内陷，这是因为病灶侵犯到乳头或乳晕下区的乳腺纤维组织和导管系统，使其短缩而牵拉乳头（图6-1-7）。随着疾病的发展，乳头内陷呈逐渐加重的趋势，查体能触及乳晕下或近中央区域的乳腺内肿块或增厚感。据文献报道，在152例导管周围乳腺炎患者的回顾性研究

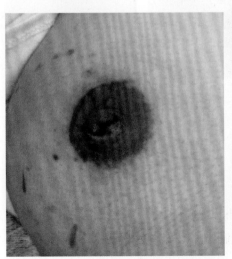

图6-1-6　先天性乳头凹陷

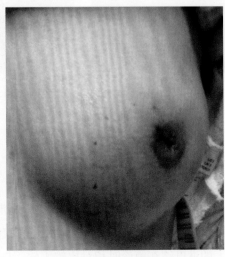

图6-1-7　炎症所致乳头凹陷

中发现，36.8% 的患者有乳头内陷的表现。上海中医药大学附属曙光医院乳腺科团队总结
926 例非哺乳期乳腺炎病例资料显示，先天性乳头内陷的患者比例为 17.9%。

六、皮肤改变

乳房局部皮肤颜色变红和局部皮温增高是非哺乳期乳腺炎的常见临床表现。疾病初
期，肿块局部皮色多为淡红。若炎症侵犯皮下浅淋巴管，可导致肿块表面皮肤水肿（图
6-1-8）。炎症剧烈者，乳房局部皮肤可见静脉扩张。成脓期，乳房局部皮色焮红，皮薄
光亮（图 6-1-9），甚至表皮缺失，出现皮肤溃疡（图 6-1-10）。炎症缓解期，肿块表面
皮肤可为暗红色或局部形成色素沉着甚至瘢痕。据文献报道，导管周围乳腺炎的患者中，
41.1% 出现皮肤颜色变红，25.7% 有皮肤破溃。上海中医药大学附属曙光医院乳腺科团队
对 926 例非哺乳期乳腺炎患者的回顾性研究显示，乳房皮肤色红的患者占 61.1%，其中乳
房皮色改变 ≥ 2 个象限的患者比例为 8.0%，乳房局部破溃的患者占 45.4%，乳房溃口 ≥
2 个的患者比例为 1.5%，其中乳房局部皮肤的改变情况与疾病的严重程度及病程的长短呈
正相关，病情越严重，病程越长，乳房局部皮肤改变越明显。

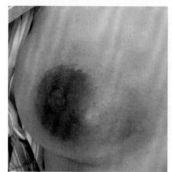 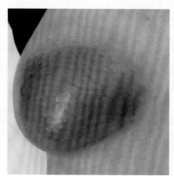 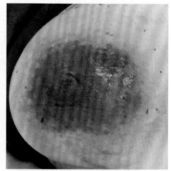

图 6-1-8　皮肤水肿　　　　　　图 6-1-9　皮色焮红　　　　　　图 6-1-10　皮肤溃疡

七、腋下淋巴结肿大

非哺乳期乳腺炎患者可出现同侧腋窝淋巴结肿大，发生比例在不同的文献报道中
各不相同，占 10%～67%。此时需要与乳腺癌的淋巴结肿大相鉴别，非哺乳期乳腺炎患
者肿大的淋巴结在触诊时相对比较柔软，与周围组织无粘连，活动度好，可伴有淋巴结
压痛。

第二节

乳房外症状

一、结节性红斑

结节性红斑是一种发生于皮下脂肪的炎症性结节或斑块，好发于小腿胫前区，部分可至大腿及上肢伸侧，较少见于头颈部及躯干，多对称分布（图6-2-1，6-2-2）。

发病机制可能是机体的一种迟发性超敏反应，或是免疫复合物沉积于相应部位所致。亦有学者将特发性肉芽肿性乳腺炎与结节性红斑、关节炎联系在一起，将这一现象称为"GMENA"综合征，临床表现为三大症状和体征：广泛累及多象限的乳腺炎症性病变；双侧胫前区域皮下结节性红斑伴疼痛；双下肢或大关节伴有疼痛的炎症性病变。上海中医药大学附属曙光医院乳腺科团队总结926例非哺乳期乳腺炎患者的临床表现，下肢结节性红斑的患者比例为6.3%。

有报道观察了500例肉芽肿性乳腺炎患者的临床病例资料，结果显示近100例伴发结节性红斑、关节痛，其中以下肢结节性红斑伴膝、踝关节肿痛多见，通常随着疾病的发生而出现，随着治疗而缓解或消失。与浆细胞性乳腺炎患者相比，肉芽肿性乳腺炎患者下肢结节红斑的发生率较高，约占28.8%。

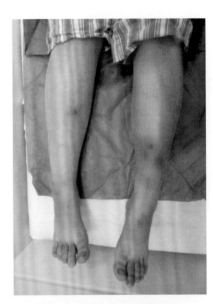

图 6-2-1　下肢结节性红斑

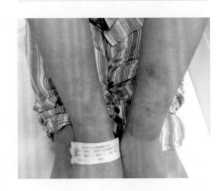

图 6-2-2　上肢结节性红斑

二、发热

非哺乳期乳腺炎在急性期或病变范围较大时，会出现发热等全身炎症性反应。多为低热，体温在37.3℃～38℃，午后或夜间更明显。少数患者也会出现高热表现。上海中医药大学附属曙光医院乳腺科团队分析了 926 例非哺乳期乳腺炎患者，其中发热患者的比例占 5.3%。

三、咳嗽

非哺乳期乳腺炎的患者若病变范围广、位置深，尤其乳房脓肿深至胸大肌表面，可引发胸膜反应导致刺激性干咳，其症状可随着炎症的吸收而逐渐缓解。另外，IgG4 相关硬化性乳腺炎、乳房结核病均可累及肺部出现咳嗽症状。上海中医药大学附属曙光医院乳腺科团队在对 926 例非哺乳期乳腺炎患者的观察中发现，同时伴有咳嗽的患者 54 例，约占总人数的 5.8%。

四、其他

在长期的临床实践中，我们发现非哺乳期乳腺炎的患者还会出现头痛、面部痤疮等症状，可能与免疫功能紊乱与性激素水平异常有关。

（瞿文超　杜楠楠　刘晨瑜）

 参考文献

［1］沈镇宙，陆劲松，邵志敏.乳腺疾病综合诊断学［M］.上海：上海科学技术出版社，2012：14-16.

［2］曼赛，韦伯斯特，斯威特兰登.乳腺良性病变与疾病［M］.郑新宇主译.沈阳：辽宁科学技术出版社，2013.

［3］丁华野，刘彤华，张祥盛，等.乳腺病理诊断病例精选［M］.北京：人民卫生出版社，2015.

［4］郭晨明，付明刚，李丹，等.138 例非哺乳期乳腺炎临床诊疗分析［J］.医学综述，2015，21（6）：1106-1107.

［5］REQUENA L，YUS ES. Erythema nodosum［J］. Dermatol Clin，2008，26（4）：425-438.

［6］刘万花.乳腺比较影像诊断学［M］.南京：东南大学出版社，2017：390.

［7］MARTINEZ-RAMOS D，SIMON-MONTERDE L，SUELVES-PIQUERES C，et al. Idiopathic granulomatous mastitis：A systematic review of 3060 patients［J］. Breast J，2019，25（6）：1245-1250.

［8］ZHANG Y，ZHOU Y，MAO F，et al. Clinical characteristics，classification and surgical treatment of periductal mastitis［J］. J Thorac Dis，2018，10（4）：2420-2427.

［9］刘奎.探讨乳腺导管扩张症 80 例临床分析研究［J］.中国实用医药，2016，11（23）：109-110.

［10］吴艺芳，胡友玲，苏松毅.乳腺导管扩张症临床病理分析［J］.实用医技杂志，2014，21（5）：548-549.

［11］KASALES C J，HAN B，SMITH J J，et al. Nonpuerperal mastitis and subareolar abscess of the breast［J］. AJR Am J Roentgenol，2014，202（2）：133-139.

第七章

非哺乳期乳腺炎的影像学表现

影像学检查是诊断及鉴别非哺乳期乳腺炎（non-puerperal mastitis，NPM）的重要手段。临床常用的影像学检查包括乳腺超声、乳腺 X 线摄片及乳腺磁共振（magnetic resonance imaging，MRI）。非哺乳期乳腺炎最具特征性的超声征象是不均质低回声或混合性回声，MRI 征象是非肿块强化，乳腺 X 线征象是边界不清的类肿块影或弥漫性不对称影。以下将分别阐述非哺乳期乳腺炎在这三种常见乳腺检查中的表现。

第一节
乳腺超声

一、超声征象

（一）囊实性或混合性回声

非哺乳期乳腺炎超声征象多表现为囊实性或混合性回声结节，形态不规则，边界尚清，内部可见散在小囊性暗区及不规则管状低回声，挤压时可见密集光点移动，其中可见点状强回声。病变区域多局灶相邻，可见不均质、多发、边缘模糊或形态不规则的病变。低回声中可见腺体样稍强回声，呈"假肾征"，伴有周围组织水肿，回声增强，并见少量血流信号（图 7-1-1）。

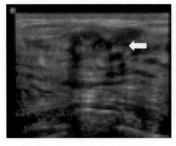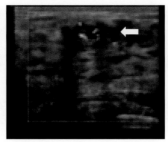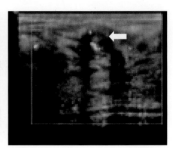

图 7-1-1　囊实混合性回声

（二）弥漫性脓肿

该征象可见于非哺乳期乳腺炎脓肿期，多与腺体分界不清，呈片状低回声（局限于一个象限的连续片状回声）或弥散分布（跨越多个象限存在，无明显边界），回声不均匀，腺体回声紊乱。早期表现为多个连续的低回声肿块伴有后方声影或回声增强，化脓后典型表现是不均质的肿块内伴见液性坏死及碎屑形成液平，后方回声增强。部分病灶周围组织水肿增厚、回声增强。当病灶脓肿破溃后表现为与皮肤相通的瘘管（图 7-1-2）。

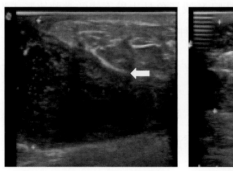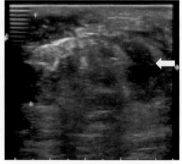

图 7-1-2　边缘模糊的不均质混合性肿块伴液化坏死

（三）肿块（或）低回声结节型

超声表现为局限性低回声团块，病灶形态多为不规则形，可呈哑铃状、梭形等。该类肿块易向皮下蔓延，病灶穿过脂肪间隙向表面凸出，无毛刺浸润表现。大部分病灶内可见血流信号，多位于病灶周边，阻力指数为低阻型。同侧腋下淋巴结多肿大，皮质增厚。超声检查探头向病灶加压时，病灶内点状细弱回声可发生漂移。

（四）乳腺导管扩张

此征象在超声影像中可见局部腺体紊乱，病变组织多位于中央区，表现为导管不同程度的扩张，以多个象限为主，延伸至乳头乳晕后方，管径为 3～5 mm 或更大，管腔粗细不等，透声性差。沿导管走行区域可见伴随多个呈"串珠状"结节样低回声。乳腺导管管腔内存在脂性分泌物及坏死残存的细胞碎屑集聚时，多表现为低回声，与导管内占位性病变较难判别，可用探头适当加压观察回声是否轻微流动。

（五）皮下水肿

皮肤及皮下脂肪组织层水肿增厚时，可出现局部或弥漫的组织的增厚。当病灶周围组织水肿时，可见周围组织增厚，回声增强。

二、超声新技术在非哺乳期乳腺炎中的应用

（一）超声弹性影像

超声弹性影像（elastography）又被称为实时应变成像，是通过超声探头对病灶进行加压和减压操作而获取病变组织弹性信息及与周围组织弹性差异图像的技术，利用人体组织的不同硬度及对压力的不同反馈来鉴别组织良恶性的检查方法。分为张力型弹性影像（strain elastograph）、散射回声影像（acoustic radiation force image，ARFI）、剪力型弹性影像（shear wave elastograph）。在常规超声的基础上应用弹性超声可明显提高对静止期非哺乳期乳腺炎诊断的准确性。通过弹性超声定量分析其在非哺乳期乳腺炎与乳腺癌间鉴别诊断的价值，可以发现弹性超声在鉴别诊断方面的价值高于乳腺影像报告和数据系统（Breast Imaging Reporting and Data Systems，BI-RADS）分级，且诊断的灵敏度最高。而应用超声联合弹性成像鉴别非哺乳期乳腺炎和乳腺癌的准确率明显高于超声或弹性成像单独诊断。两种方式联合诊断后，诊断的准确率、灵敏度、特异度、预测值均明显高于常规超声检查。联合应用后，超声检查的诊断效能得到了显著提升。

（二）超声造影增强对比成像

超声造影是把微气泡造影剂注入静脉，以充分了解组织血流灌注、微血管形态、走行特征、整体分布、血管灌注时间顺序及空间分布的差异，从而对乳腺良恶性疾病进行鉴别诊断的检查方式。本方法可以动态观察病灶的微灌注信息，了解病灶内有无血流灌注。超声造影对非哺乳期乳腺炎和乳腺癌的鉴别诊断具有较高价值。非哺乳期乳腺炎超声造影特征多表现为造影剂分布均匀、局部灌注缺损、增强后病灶范围无明显扩大，其中最具有特征性表现的是造影剂进入后呈分隔状，内可见单个及多个无增强区，呈圆或椭圆状，有利于与乳腺癌进行鉴别诊断。超声造影与弹性超声联合应用于诊断非哺乳期

乳腺炎和乳腺癌时，其诊断的灵敏度、特异度、准确性均高于单独使用其中任一检查。

（三）智能乳腺全容积成像系统

智能乳腺全容积成像系统（intelligent breast full volume ultrasound system，IBUS）是乳腺三维成像技术，可展现乳腺冠状面图像，较传统二维超声提供更丰富的诊断信息，对鉴别诊断非哺乳期乳腺炎与乳腺癌具有重要价值。IBUS 图像重建后可直观显示病灶及周围组织，当病灶边缘出现低回声晕环及外缘出现线状中–高回声边界是良性肿块的表现，病灶周边出现"牵拉聚集"征、"火山口"征及簇状钙化等是恶性肿瘤的表现。IBUS 对微钙化的检出率明显高于常规超声。

三、超声的鉴别诊断

（一）乳腺癌

非哺乳期乳腺炎病灶内部多为混合性回声，乳腺癌病灶内部大多为低回声。虽然两组病灶形态大多不规则，但非哺乳期乳腺炎边缘多较粗钝；而乳腺癌病灶边缘呈角状突起常常细而尖，表现为小分叶状、毛刺状或蟹足状。非哺乳期乳腺炎病灶内伴液性区较多，其病灶内部多有散在分布的小囊状、管状无回声区，主要因炎性成分阻塞导管使乳腺导管扩张、分泌物潴留，或因炎症区域直接坏死液化而形成微脓肿；而乳腺癌肿块内的无回声区多为单发，且位于肿块中央区，多因肿块液化坏死所致。非哺乳期乳腺炎肿块中一般无细小微钙化，当病变内部出现脓肿液化时，声像图显示为肿块内部的细小点状弱回声，此时加压探头见点状的弱回声缓慢流动；而乳腺癌病灶内伴钙化所占比例明显高于非哺乳期乳腺炎，大部分病灶内钙化特点为针尖样、泥沙样，这些微钙化可能是由于肿瘤组织代谢旺盛、局部坏死所产生的钙盐沉积，钙化提示乳腺成骨样细胞的存在，这种钙化灶不会因探头的外力作用而出现流动现象。非哺乳期乳腺炎病灶伴周围组织水肿较多，主要是由于病灶周围炎性细胞直接浸润及毛细血管充血所致，水肿范围较广，边界不清。病灶部位内部血管多因炎症增生而成，血管走行规则、自然。乳腺癌病灶内部血管则因肿瘤血管生长因子刺激而成，该类血管具有数量多、无肌层及壁薄等特征，血管排列不规则，致使肿块内部的大血管大多走行不规则，粗细不一。非哺乳期乳腺炎病灶血流信号以低阻型信号为主；而乳腺癌病灶则以高阻型信号为主，这与内部的毛细血管来源有关。乳腺癌病灶后方回声衰减较非哺乳期乳腺炎显著，病灶后方回声改变与病灶内含纤维组织成分及是否有钙化相关，乳腺癌病灶因含胶原纤维蛋白成分多，组织硬度高，加上内部多伴钙化，故后方回声衰减多见。

（二）复杂性囊肿

复杂性囊肿如血肿、脓肿，若囊壁增厚或内部有较厚的间隔，则可称为复杂性囊肿。表现为除囊泡外，同时具有实性回声。复杂性囊肿可见于部分乳腺癌中。

第二节
乳腺磁共振

一、磁共振征象

（一）非肿块强化

乳腺内出现既非点状亦非肿块的强化时，称为非肿块强化，一般无占位效应。90% 以上的非哺乳期乳腺炎患者磁共振（MRI）征象为非肿块强化。

1. 形态特征

（1）导管样强化：为尖端指向乳头的线样或线样分支状强化。

（2）线样或线样分支状强化：与导管样强化相似，但不指向乳头，三维图像显示此强化为层状而非条状。

（3）段样强化：呈三角形，三角形的尖端指向乳头，符合导管系统走向。

（4）局灶性强化：强化灶的范围小于一个乳房象限的 25%，可有正常的乳腺或脂肪组织镶嵌其间；如为多个，则在各强化灶之间有正常的乳腺组织将其分开。

（5）区域性强化：指多于一个导管系统的较大范围内的强化，可能在多个导管系统内，可有几何形状，但缺乏明确突出的边缘，且不能用其他征象来描述。

（6）弥漫性强化：整个乳腺内弥漫均匀分布的散在小强化灶。

2. 内部强化特征

（1）不均匀强化：非均一性的强化，信号强度多样化。

（2）环形强化：一般较点簇状强化要大，大小不均一是其特点，形态类似成串的葡萄或珍珠。

（3）簇状小环形强化：呈簇状分布的小环形强化。成簇环形强化提示恶性肿瘤，病灶中央坏死提示肿瘤周围丰富的血管生成。

3. 对称性　对称的非肿块强化常提示良性改变。不对称的非肿块强化常见于一侧乳腺在某区域的强化较对侧更明显，这时需结合病变形态、信号、强化特征进行综合分析。

非肿块强化主要为节段性、局灶区域性或弥散分布，内部强化特征为条片状的不均匀强化，有脓肿形成时常伴发环形强化。病变范围较广，边缘模糊，平扫时病灶往往不明显，增强后由于炎症区域反应性充血而明显强化，范围多局限于乳腺炎症发作的部位（急性渗出部分多不强化）。在 T_1 加权像（T_1 weighted imaging，T_1WI）呈低信号，急性及亚急性期在 T_2 加权像（T_2 weighted imaging，T_2WI）呈高或稍高信号，如出现环形强化且环内壁光整，内容物在弥散加权成像（diffusion-weighted imaging，DWI）上呈高信号且表观弥散系数（apparent diffusion coefficient，ADC）值减低时，代表脓肿形成（图 7-2-1）。

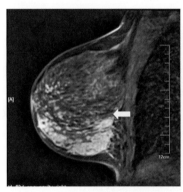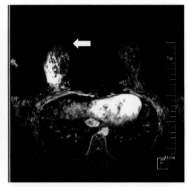

图 7-2-1   节段分布非肿块强化

环状强化多较小、呈多灶分布，部分呈"葡萄样表现"，反映微脓肿形成特征，亦可伴大脓肿形成。脓腔形成时 T_2WI 呈高信号，周围脓腔壁为环状低信号，增强后呈环状强化，中心坏死组织不强化，脓肿内壁常清楚、光整，其增强曲线多呈流入型或平台型，少数呈流出型（图 7-2-2）。

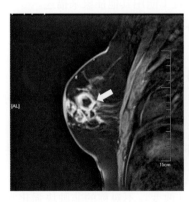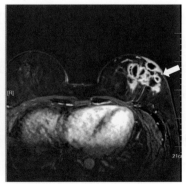

图 7-2-2   "葡萄样"环形强化

（二）肿块样强化

肿块是具有三维空间的占位性病变，对于这类病变可从形态、边缘、内部强化情况三个方面进行描述。

1. 形状　肿块样强化的非哺乳期乳腺炎多为不规则形或分叶状。

2. 边缘　边缘是指病灶与正常腺体的分界。边缘不规则的病灶其轮廓可为锯齿形、不光滑、界线模糊不清。需要与恶性病变相鉴别。

3. 内部强化方式　可为不均匀强化、环形强化。不均匀强化是增强后肿块内部强化程度不同，特别是当伴有小环样强化常需与恶性病变相鉴别。环状强化是指强化主要位于肿瘤的周边，在良、恶性病变中均可出现。环壁形态学改变、信号特征及功能成像表现、内部是否伴脓肿形成等因素是鉴别良恶性诊断的要点。

以肿块样强化为表现的非哺乳期乳腺炎病变范围较局限，多为边缘模糊的不规则或分叶状肿块，呈不均匀强化或环形强化，T_1WI 表现为等信号或低信号，T_2WI 多为不均匀高信号，形态较不规则，增强后呈明显强化。时间强度曲线多为平台型，少数呈流出型（图 7-2-3）。

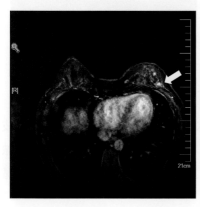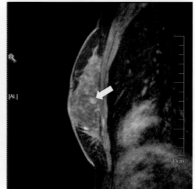

图 7-2-3　肿块样强化

（三）乳腺导管扩张

非哺乳期乳腺炎早期多有乳晕下大导管扩张，若扩张的导管壁同时伴发炎症，MRI 上可见扩张的导管壁强化。当导管内分泌物性质不同时，信号表现也不相同。如：导管内容物为液性分泌物时，则 MRI 可见呈线样或线样分支状 T_1WI 低信号 T_2WI 高信号影；如导管内容物为脂质样分泌物时，则 T_1WI、T_2WI 均呈高信号。

（四）窦道

非哺乳期乳腺炎窦道形成主要表现为脓肿期病灶向皮肤表面破溃而形成窦道，瘘管形成时可见管状影与肿块相连。但 MRI 对于窦道显示能力欠佳。可能因为窦道更细小，且穿行于腺体组织中，降低了窦道与周围组织的对比而不易显示。

（五）乳头内陷

非哺乳期乳腺炎可伴发乳头内陷，炎症时 T_2WI 上局部信号增高，增强后异常强化伴乳晕皮肤增厚（图 7-2-4）。

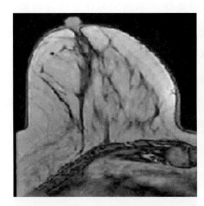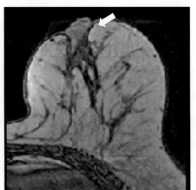

图 7-2-4 乳头凹陷

（六）皮肤及皮下软组织水肿

非哺乳期乳腺炎常伴发乳腺表皮增厚及水肿，以乳头乳晕周围区域常见。皮下浅筋膜层在 T_2WI 上可见条片状的高信号影，增强后不强化。炎症严重时可出现表皮脓肿，呈类圆形团块，在 T_1WI 上低信号 T_2WI 上高信号，增强后呈环壁较厚的环形强化，脓肿内壁通常较光整。

总的来说，MRI 相较 X 线及超声对非哺乳期乳腺炎的诊断及鉴别诊断更具价值。其能够准确评估炎症范围、判断脓肿形成与否、明确窦道走行方向，对需行手术的病例可在术前提供更多信息，为临床医师制定手术方案提供指导。同时，MRI 对处于治疗随访期的非哺乳期乳腺炎患者，可提供可靠的影像比较，并与乳腺癌相鉴别。

二、磁共振新技术在非哺乳期乳腺炎中的应用

（一）弥散加权成像（DWI）

DWI 是一种非对比功能磁共振成像技术，它对生物组织中游离水分子的运动较敏感，可反映自由水的运动，结合相应表观弥散系数（ADC）数值可初步评估肿块的良恶性。

ADC 值可反应细胞密度、细胞外间隙的病变，可能更好地反映组织微结构，因此在乳腺癌与乳腺炎的鉴别诊断上存在一定价值。同时，ADC 值可以在一定程度上帮助鉴别非哺乳期乳腺炎的不同亚型，如：浆细胞性乳腺炎（PCM）与肉芽肿性小叶乳腺炎（GLM）。浆细胞性乳腺炎与肉芽肿性乳腺炎病灶周围存在大量炎症细胞浸润，导致细胞外组织间隙变小，水分子扩散受限，因此 DWI 呈高信号，ADC 值降低。研究表明，在肉芽肿性乳腺炎病变中 62.5% 的患者可出现微脓肿及轻微的导管周围炎症，这可进一步导致自由水扩散减少，从而使肉芽肿性乳腺炎患者的 ADC 值显著低于 PCM 患者。

（二）时间-信号强度曲线（time-signal intensity curve，TIC）

TIC 可综合反映病灶的血流灌注情况，由于病灶性质不同，信号强度随时间进展出现不同的变化，使得 TIC 曲线表现为不同的类型。根据 Kuhl 等提出的分型标准，将其分为上升型、平台型、流出型三型。但是，对于 IGM 患者，Dursun 等研究发现，38% 的肉芽肿性乳腺炎时间信号强度曲线为上升型，22% 的病例为平台型，27% 的病例为流出型。可见，肉芽肿性乳腺炎病灶在 TIC 曲线分型上虽上升型为主，但其余两种类型均占一定的比例，而且与乳腺癌的 TIC 曲线表现一定的重叠，两者较难作出鉴别。

三、磁共振的鉴别诊断

（一）炎性乳腺癌

常表现为乳房增大，皮肤弥漫性增厚，乳内及胸壁水肿，可伴有乳头内缩及腋窝淋巴结肿大。亦可表现为非肿块样强化，弥漫分布于乳腺内。水肿在 MRI 上表现为 T_2WI 高信号，是炎性乳腺癌非常重要的表现，特别是弥漫的皮肤水肿、皮下及胸肌前方及乳后间隙的水肿。MRI 增强在确定炎性乳腺癌方面有很高的准确率。非哺乳期乳腺炎和炎性乳腺癌在病变形态特征（肿块或非肿块状强化）、皮肤增厚、水肿和乳头表现相似。然而，两组之间的增强特征不同。炎性乳腺癌中 85% 的肿瘤初期强化率大于 100%，而乳腺炎患者中只有 45.2% 的病灶强化大于 100%。此外，非肿块强化和肿块样强化的位置也不同，两者病变的异常强化位置亦存在差异。炎性乳腺癌患者中病灶多位于乳房中央或外上，而非哺乳期乳腺炎病变多累及乳晕下。

（二）导管内乳头状瘤

导管内乳头状瘤及非哺乳期乳腺炎都可以表现为乳晕下导管扩张，含有液体或出血的扩张导管在 MRI 上可表现为异常信号的分支管状结构。中央型导管内乳头状瘤主要累及大导管；非哺乳期乳腺炎可累及各级导管，以多发大导管扩张伴中央"双轨征"样强化为主要表现（图 7-2-5），可行乳腺导管内镜下活检或手术活检来鉴别。

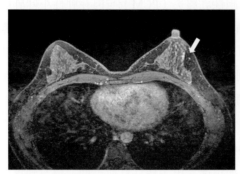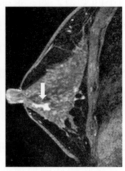

图 7-2-5 "双轨征"样强化

（三）皮脂腺囊肿继发感染

早期呈脂性囊肿的表现，晚期表现复杂，多表现为肿块（图 7-2-6）。T_1WI 平扫显示形状各异的肿块，病灶中心可见脂肪成分，抑脂序列均呈低信号，周围可见条索状异常信号影。增强后边缘呈厚壁环形或不规则中度强化，有时可见强化分隔（图 7-2-7）。

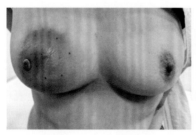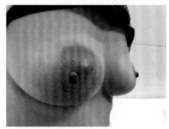

图 7-2-6 皮脂腺囊肿继发感染

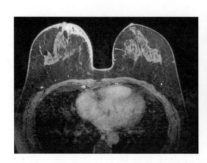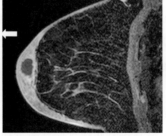

图 7-2-7 增强后边缘呈厚壁环形

（四）不同类型的非哺乳期乳腺炎

不同亚型的非哺乳期乳腺炎在 MRI 上表现类似。对三种亚型的非哺乳期乳腺炎患者进行常规 MRI 和 DWI 检查发现，导管周围乳腺炎（PM）、肉芽肿性小叶乳腺炎（GLM）和感染性脓肿（infectious abscess，IAB）三组 ADC 值和 DWI 信号差异显著（$P = 0.003$）。说明 DWI 对乳腺炎亚型的分型有一定价值；ADC 值有助于将 PM 与其他非哺乳期乳腺炎病变鉴别开来；非肿块强化的分布方式在乳腺炎亚型的比较中也有价值。

第三节
乳腺 X 线

一、X 线征象

（一）边界不清的类肿块影

乳头后方边界不清的类肿块影、局灶性的非对称致密影是非哺乳期乳腺炎 X 线摄片上最常见的表现。病灶呈等密度或稍高于腺体密度，呈结节状或不规则形，边缘不清，可见分叶、毛刺，周围结构紊乱，常伴乳晕后导管扩张。但这一征象不具备特异性，除了非哺乳期乳腺炎外乳腺癌也会出现这种特征，需进一步结合其他检查进行区分。当非对称致密影中出现密度均匀的类肿块改变，且肿块边缘由模糊逐渐变得清晰时，是脓肿形成的表现。

（二）局灶性或弥漫性不对称密度增高影

当乳腺 X 线上显示乳晕后区沿导管长轴分布的不对称密度增高影，可呈火焰状外观，密度不均匀，其间夹有条索状影、蜂窝样改变及囊状透亮影，病灶边缘无明确界线；有时弥漫性的密度增高影可以遍布整个乳房，结合病史后，此时需要首先考虑非哺乳期乳腺炎的可能。皮肤增厚多局限在乳晕周围，X 线断层合成摄影常可见乳晕后区导管扩张。乳头可因纤维组织增生牵拉而内陷，常伴有腋窝淋巴结肿大。

（三）其他 X 线征象

非哺乳期乳腺炎钙化较少见，其钙化一般沿乳腺导管走行，呈放射状分布，典型形态为粗棒状、中心透亮的环状、沙粒状或圆点状（＞1 mm）钙化。脓肿形成时部分脓腔可出现点状钙化，并永久存在。非哺乳期乳腺炎脓肿痊愈时，脓腔为纤维组织取代，X 线表现为结构扭曲，需与术后瘢痕、硬化性腺病等鉴别。

二、乳腺 X 线的鉴别诊断

非哺乳期乳腺炎在乳腺 X 线摄片上主要需与乳腺癌相鉴别。非哺乳期乳腺发病部位较为特殊，多位于乳晕后方，皮肤增厚通常局限在乳头周围。对于脂肪型（ACR a 型）或少量腺体型（ACR b 型）的乳房，有时在乳晕后区可见导管扩张及增粗的静脉出现。乳腺癌肿块形态多不规则，周边伴有毛刺或透亮水肿带，常出现线样分支状、细小多形性、粗糙不均质或无定形钙化，邻近皮肤粘连增厚，若侵犯 Cooper's 韧带，邻近皮肤可呈"橘皮征"改变。

（陈玮黎　吴晓燕）

 参考文献

［1］WOLFRUM A, KUMMEL S, THEUERKAUF I, et al. Granulomatous mastitis：A therapeutic and diagnostic challenge［J］. Breast Care（Basel），2018，13（6）：413-418.

［2］YILMAZ E, LEBE B, USAL C, et al. Mammographic and sonographic findings in the diagnosis of idiopathic granulomatous mastitis［J］. Eur Radiol，2001，11（11）：2236-2240.

［3］HANDA P, LEIBMANAJ, SUN D, et al. Granulomatous mastitis：Changing clinical and imaging features with image-guided biopsy correlation［J］. Eur Radiol，2014，24（10）：2404-2411.

［4］AMAR S, FRANCESCA N, FELIX H, et al. Nonpuerperal mastitis in adolescents［J］. J Pediatr，2006，148（2）：278-281.

［5］陈蔓青，吴春山，马小滨，等. 非哺乳期乳腺炎的超声学特征分析［J］. 中国现代普通外科进展，2020，23（11）：905-907.

［6］朱琳，吴松松. 特发性肉芽肿性乳腺炎临床和超声影像特征分析［J］. 福建医药杂志，2020，42（4）：73-76.

［7］刘华平，叶君，罗玲，等. 超声影像在肉芽肿性乳腺炎诊断中的应用价值［J］. 中国超声医学杂志，2018，34（12）：1137-1138.

［8］李亮，修俊青. 超声弹性成像技术对静止期浆细胞性乳腺炎的诊断价值［J］. 中国医药导报，2020，17（25）：153-155＋197.

［9］李芳，徐茂林，曾书娥，等. 超声灰度直方图对肿块型肉芽肿性乳腺炎与浸润性导管癌的鉴别诊断［J］. 中国医学影像学杂志，2020，28（8）：602-606.

［10］张慧，钱林学，刘红艳. 智能乳腺全容积超声鉴别诊断肉芽肿性乳腺炎与浸润性导管癌［J］. 中国医学影像技术，2019，35（8）：1210-1213.

［11］XU Y, BAI X, CHEN Y, et al.Application of realtime elastography ultrasound in the diagnosis of axillary lymph node metastasis in breast cancer patients［J］. Scientific Reports，2018，8（1）：102.

［12］AGHAJANZADEH M, HASSANZADEH R, ALIZADEH SEFAT S, et al.Granulomatous mastitis：Presentations，diagnosis，treatment and outcome in 206 patients from the north of Iran［J］. Breast，2015，24（4）：456-460.

［13］李亮，修俊青. 超声弹性成像技术对静止期浆细胞性乳腺炎的诊断价值［J］. 中国医药导报，2020，17（25）：153-156.

［14］KAMAL R M, HAMED S T, SALEM D S. Classification of inflammatory breast disorders and step by step diagnosis [J]. Breast J, 2009, 15 (4): 367-380.

[15] SABATE JM, CLOTET M, GOMEZ A, et al. Radiologic evaluation of uncommon inflammatory and reactive breast disorders [J]. Radiographics, 2005, 25 (2): 411-424.

[16] STRICKER T, NAVRATIL F, FORSTER I, et al. Nonpuerperal mastitis in adolescents [J]. J Pediatr, 2006, 148 (2): 278-281.

[17] HOVANESSIAN LAREN, PEYVANDI B, IYENGAR G, et al. Granulomatous lobular mastitis: imaging, diagnosis, and treatment [J]. AJR Am J Roentgenol, 2009, 193 (2): 574-581.

[18] SEO HR, NA KY, YIM HE, et al. Differential diagnosis in idiopathic granulomatous mastitis and tuberculous mastitis [J]. J Breast Cancer, 2012, 15 (1): 111-118.

[19] ZHANG LN, HU JN, SONG QW, et al. Diffusion-weighted imaging in relation to morphology on dynamic contrast enhancement MRI: The diagnostic value of characterizing nonpuerperal mastitis [J]. Eur Radiol, 2018, 28 (3): 992-999.

[20] OZTURK M, MAVILI E, KAHRIMAN G, et al. Granulomatous mastitis: radiological findings [J]. Acta Radiol, 2007, 48 (2): 150-155.

[21] 陆孟莹, 黄学菁, 詹松华, 等. 浆细胞性乳腺炎的 MRI 征象分析 [J]. 放射学实践, 2010, 25 (6): 638-641.

[22] 于淼, 吴雪卿, 万华, 等. 基于粉刺性乳痈的 MRI 影像学特征的研究 [J]. 中国医学装备, 2017, 14 (5): 80-83.

[23] ZHANG L, HU J, GUYS N, et al. Diffusion-weighted imaging in relation to morphology on dynamic contrast enhancement MRI: The diagnostic value of characterizing non-puerperal mastitis [J]. Eur Radiol, 2018, 28 (3): 992-999.

[24] BAXTER G, JONE GM, J PATTERSON A, et al. A Meta-analysis of the diagnostic performance of diffusion MRI for breast lesion characterization [J]. Radiology, 2019, 291 (3): 632-641.

[25] SIL LH, HUN KS, JOO SB, et al. Perfusion parameters in dynamic contrast-enhanced MRI and apparent diffusion coefficient value in diffusion-weighted MRI: Association with prognostic factors in breast cancer [J]. Academic Radiology, 2016, 23 (4): 446-456.

[26] DURSUN M, YILMAZ S, CTUNA M, et al. Multimodality imaging features of idiopathic granulomatous mastitis: Outcome of 12 years of experience [J]. Radiol Med, 2018, 117 (4): 529-538.

[27] CHEN R, HU B, ZHANG Y, et al. Differential diagnosis of plasma cell mastitis and invasive ductal carcinoma using multiparametric MRI [J]. Gland Surg, 2020, 9 (2): 278-290.

[28] OZTURK M, MAVILI E, KAHRIMAN G, et al. Granulomatous mastitis: Radiological findings [J]. Acta Radiol, 2007, 48 (2): 150-155.

[29] FU P, KURIHARA Y, KANEMAKI Y, et al. High-resolution MRI in detecting subareolar breast abscess [J]. AJR Am J Roentgenol, 2007, 188 (6): 1568-1572.

[30] YOLMAZ R, DEMIR A A, KAPLAN A, et al. Magnetic resonance imaging features of idiopathic granulomatous mastitis: Is there any contribution of diffusion-weighted imaging in the differential diagnosis? [J]. Radiol Med, 2016, 121 (11): 857-866.

[31] 刘万花. 乳腺比较影像诊断学 [M]. 南京: 东南大学出版社, 2017: 382-384.

[32] 吴秀蓉, 钟山, 林玉斌, 等. 浆细胞性乳腺炎的临床及钼靶 X 线特征 [J]. 中华放射学杂志, 2007, 41 (5): 463-466.

[33] TAN H, LI R, PENG W, et al. Radiological and clinical features of adult non-puerperal mastitis [J]. Br J Radiol, 2014, 86 (1024): 221-225.

第八章

非哺乳期乳腺炎的微创活检及细胞学检查

第一节
概　述

非哺乳期乳腺炎的临床及影像学表现容易与乳腺癌相混淆，组织病理学是该病诊断的金标准。因此，微创活检在非哺乳期乳腺炎与乳腺癌的鉴别诊断中，具有十分重要的意义。

微创活检是指通过对患者造成微小创伤、治疗后只留下微小创口的手术治疗技术，进行的活组织病理学检查。乳腺微创活检需在影像学引导下对乳腺内病灶准确定位后进行，根据影像学检查的不同可以分为 X 线引导下、超声引导下以及 MRI 引导下的微创活检。

目前临床应用最为广泛的是超声引导下的微创活检。美国一项纳入了包含 107 项研究，共计 57 088 例乳腺病患者的荟萃分析，通过比较影像学引导下微创活检与手术病理活检的准确性及安全性，发现影像学引导下微创活检几乎与开放式手术活检一样准确，并且比开放式手术活检更安全。有研究将乳腺癌微创活检标本和术后标本的病理分级进行差异对比，发现两者的符合率为 78.43%，Kappa 值为 0.3821，进一步证实了超声引导下微创活检可代替开放手术活检作为临床诊断的方法。

第二节
粗针活检方法

超声引导下的粗针活检是非哺乳期乳腺炎最常见的微创活检方式，主要用于临床或影像学表现上难以与乳腺癌相鉴别的可疑病灶的活检。较其他活检的优势在于操作简便，能获得较多的组织。

一、空芯针穿刺活检

超声确定可疑病灶的部位、大小、形状、数量后，可用记号笔在体表标记，确定穿刺进针位置，局部消毒，在超声引导下将 0.5%～1% 利多卡因注射液分别注入预定的穿刺进针位置、穿刺针道至病灶边缘，在预定的穿刺进针处用尖刀切开皮肤 2 mm，在超声引导下插入穿刺针至病灶边缘，完成弹射，退出穿刺针，取出标本。一般需要重复 3～5 次，取出 3～5 条组织送病理学检查。局部穿刺区域压迫止血。注意穿刺时应尽量避开液性无回声区，以免组织样本获取不足。同时，应尽量避开血流丰富区域，以避免局部血肿形成。

二、真空辅助旋切活检

超声确定可疑病灶，并在体表进行标记。确定切口位置，在超声引导下，将 0.5%～1% 利多卡因注射液分别注入预设的切口位置、穿刺针道以及病灶周围。在预定的切口位置，用尖刀切开皮肤 5～6 mm，刺入穿刺针头，在超声引导下将穿刺针插入至病灶底部，紧贴病灶底部。超声探测病灶的最大径，决定切口的位置和方向，采用"最短距离"原则。穿刺针的插入始终需要与超声探头长轴方向平行；或选择十字定位法。在超声动态监测下将穿刺针插入病灶后方，使旋切刀刀槽紧对病灶，使目标病灶落在刀槽内，开始旋切；如位置不佳，应重新调整。对乳房深部肿块，应避免刺入胸壁，在病灶前下缘挑起，尽量水平刺入。根据超声显像，旋转刀槽多方位切割，取出的标本能看到病灶组织，确认已切除到病灶，退出旋切刀。挤压残腔排尽积血，切口缝合或黏合，加压包扎。

第三节

细胞学检查

细针穿刺活检（FNA）是经典的乳房肿块诊断活检技术，又称为细针吸取细胞学检查。它通过从病灶直接吸取细胞，制作涂片，在显微镜下观察病变细胞的形态和结构来诊断疾病。细针穿刺有操作快速便捷、损伤轻微、准确性较高等优点，可应用于临床表现、影像学表现与乳腺癌难以鉴别的非哺乳期乳腺炎。

一、适用范围

细针穿刺活检适用于临床或影像学诊断怀疑乳腺癌可能者。细胞学诊断乳腺癌的假阳性约1%，具有很高的诊断价值，若细针穿刺活检发现可疑癌细胞或较明显的异型细胞时，提示乳腺癌可能。目前有研究发现细胞学检查可运用于肉芽肿性小叶乳腺炎的诊断及鉴别诊断，通过非干酪样上皮样肉芽肿，嗜中性粒细胞及多核巨细胞浸润，有或没有坏死等典型的细胞学特征，与乳腺癌及其他乳腺疾病相鉴别。

细针穿刺虽然可以筛查出部分恶性病变，但仍然存在一些诊断上的不足，并不能很好地区分所有疾病的具体类型。Martínez-Parra等人在对14例肉芽肿性乳腺炎患者的研究中发现，细针穿刺活检所得到吸出物标本无明显特征性表现，也无法将其与其他类型肉芽肿性疾病区分开来。Kok等对23名肉芽肿性乳腺炎患者进行细针穿刺活检后，再进行空芯针穿刺活检和（或）手术切除活检明确诊断，发现仅4名患者的细针穿刺活检诊断结果与空芯针穿刺活检和（或）手术切除活检诊断结果一致。在一项涉及206名肉芽肿性乳腺炎患者的研究中，Aghajanzadeh等发现，在接受细针穿刺活检的33例患者中，仅39%的患者明确诊断，而在接受空芯针活检的92例患者中，94.5%的患者明确诊断。另外，由于本法假阴性率达10%~20%，故当细胞学报道为阴性时，如临床高度怀疑为恶性，仍然需进一步检查，或重复针吸或活检行组织病理学检查，以求得正确诊断。

二、细胞学活检的操作方法

患者通常采用坐位或仰卧位，肿块皮肤表面常规消毒后，医生左手按压固定肿块，右手持注射器接针头锐角斜行进针刺入皮肤。针头穿入肿块后注射器回抽保持负压，将针头在肿块内快速反复抽吸 3～4 次，可适当改变穿刺角度并做一定程度旋转以利用针尖利刃对病灶进行有效切割，使部分病灶被切割成微小组织或颗粒状被有效吸入针芯。当看见针管有吸出物时，表示抽吸完成。拔出针头前，将针管自针头取下，再将针头拔出。退出针后用消毒棉签按压穿刺点 5～10 min。推针将吸出物至载玻片上，用针头在玻片上涂片，动作轻柔，涂抹均匀后，进行细胞学检查。

第四节
微创活检的临床应用

非哺乳期乳腺炎的微创活检主要应用于临床或影像诊断上无法排除恶性可能的患者，其准确率在非哺乳期乳腺炎的诊断中高达 94%～100%。

一、适应证

对于临床或影像上乳腺癌可疑的非哺乳期乳腺炎可行微创活检排除恶性，以明确诊断。根据美国放射学会制订的乳腺影像报告和数据系统（breast imaging reporting and data system，BI-RADS）评分系统，对于 BI-RADS 4 类（可疑）或 5 类（高度提示恶性）的病例要进行活检。对于 BI-RADS 3 类的病例，若临床表现怀疑乳腺癌可能，也应进行组织病理学检查。有学者回顾性分析了 47 例临床症状、超声和钼靶均考虑非哺乳期乳腺炎患者行粗针穿刺活检的病理诊断，结果 47 例患者中诊断为乳腺癌者 2 例，乳腺癌检出率约为 4.25%。因而，在诊断非哺乳期乳腺炎的过程中，对于高危人群，应尽可能采用组织病理学检查来明确诊断，排除恶性肿瘤的可能。

二、禁忌证

① 有出血倾向、凝血机制障碍等造血系统疾病者。② 患精神疾病无法配合者。③ 疑为乳腺血管瘤者。④ 有全身重大疾病，如心脑血管、肝脏、肾脏等脏器严重原发性疾病者。⑤ 乳房太小，且病灶太靠近乳头、腋窝或胸壁可能发生损伤者。⑥ 乳腺内有假体者。

三、并发症

微创活检带来准确、便捷、快速诊断优点的同时，也存在发生并发症的风险，文献报道并发症的发生率为 0～3.9%，其中包括出血局部血肿、皮下瘀斑、感染、气胸等。

1. 术后出血、血肿及皮下瘀斑形成　出血是微创活检手术最常见的并发症，约占 3%。患者术后可出现活检区域出血，局部形成血肿及皮下瘀斑。形成原因：① 活检损伤病灶周围大的滋养血管。② 术后加压包扎移位或不紧，一般出血部位加压 10～15 min，出血就能控制。③ 较大病灶切除后，残腔内有渗血残留。

2. 感染　若为非哺乳期乳腺炎患者，本身存在乳房局部炎症性改变，微创活检术后，容易引起局部炎症性症状加重，或穿刺口久不愈合，反复溃破流脓的情况。

3. 气胸　气胸的发生多因为病灶位于乳腺深部贴近胸大肌的位置，抑或因操作不当，损伤胸膜。因而操作时应注意穿刺枪与胸壁夹角必须小于 30°，尽量平行于胸壁，同时避免盲目的粗暴操作。

第五节
微创活检可能存在的问题

一、准确性与组织学低估

乳腺微创活检具有较高的准确性，但仍存在漏诊的可能性。李晓娜等观察了 64 例临床诊断为非哺乳期乳腺炎的患者，所有患者均行超声引导下的空芯针穿刺活检，且经择期手术后切除病灶。对比手术后组织病理学结果，超声引导下的空芯针穿刺活检诊断的准确率为 96.9%（62 / 64）。另有研究观察了 196 例乳房肿块的患者，对比空芯针穿刺活检和病灶标本切除的组织病理检查结果，乳腺炎性疾病诊断的符合率为 83.3%。分析其原因，可能由于部分病例病变范围大，甚至可累及全乳，导致其取材相对不充分，只能根据穿刺样本做出诊断，并不能反映整个病变特征，因此对于临床高度怀疑恶性可能的患者，可行再次穿刺活检或手术切除活检以便明确诊断。

为了降低组织学低估率，减少标本诊断的差错，需要做到：① 穿刺医生操作规范，穿刺前认真阅读影像资料，结合触诊，调节对肿块的穿刺深度及角度，以确保活检标本穿刺部位的准确性及代表性。② 取材数量充分，足够。③ 保证制片优良。④ 建立良好的病理会诊和临床病理讨论制度，必要时对穿刺标本进行免疫组化标记。

二、活检部位选择对诊断的影响

对于病变范围较广，局部表现多样的患者，不同穿刺部位的选择将影响病理诊断的准确性。因而，我们应在超声或影像学的指导下，选择可疑的实质性病灶进行微创活检，避开液性坏死区域，以免组织量不足，同时应尽可能做到多点取材，以保证诊断的准确性。

三、微创活检对疾病的影响

目前尚不确定进行微创活检是否会加剧静止期或症状轻微的非哺乳期乳腺炎的炎症表现。上海中医药大学附属曙光医院乳腺科团队在长期临床实践中发现，有一部分非哺乳期乳腺炎患者微创活检后会出现乳房疼痛加重、肿块增大、皮色变红、局部破溃、窦道形成，但其与微创活检的相关性仍有待进一步证实。

（瞿文超　杜楠楠　刘晨瑜）

参考文献

［1］李晓娜，何秀丽，王克．超声引导下穿刺活检对不同病理类型乳腺炎性病灶的鉴别诊断价值［J］.中国现代医学杂志，2020，30（11）：61-64.

［2］刘冬琴.196 例乳腺肿块粗针穿刺活检标本病理分析［J］.系统医学，2019，4（23）：23-25.

［3］张军.乳腺癌粗针穿刺与术后活检标本病理分级及免疫组化分析［J］.中外医学研究，2018，16（14）：58-60.

［4］AIL D A，BHAYEKAR P，JOSHI A，et al. Clinical and cytological spectrum of granulomatous mastitis and utility of FNAC in picking up tubercular mastitis：An eight-year study［J］. J Clin Diagn Res，2017，11（3）：C45-C49.

［5］HELAL T E，SHASH L S，SAAD E S，et al. Idiopathic granulomatous mastitis：Cytologic and histologic study of 65 Egyptian patients［J］. Acta Cytol，2016，60（5）：438-444.

［6］OZTEKIN PS，DURHAN G，NERCIS KP，

et al. Imaging findings in patients with granulomatous mastitis［J］. Iran J Radiol，2016，13（3）：e33900.

［7］AGHAJANZADEH M，HASSANZADEH R，ALIZADEH SS，et al. Granulomatous mastitis：Presentations，diagnosis，treatment and outcome in 206 patients from the north of Iran［J］. Breast，2015，24（4）：456-460.

［8］姜越，龚建安，梁盛枝，等.粗针穿刺活检鉴别诊断浆细胞性乳腺炎和肉芽性乳腺炎的临床价值［J］.中国医药指南，2014，12（7）：170-172.

［9］HANDA P，LEIBMAN AJ，SUN D，et al. Granulomatous mastitis：Changing clinical and imaging features with image-guided biopsy correlation［J］. Eur Radiol，2014，24（10）：2404-2411.

［10］GAUTIER N，LALONDE L，TRAN-THANH D，et al. Chronic granulomatous mastitis：Imaging，pathology and management［J］. Eur J Radiol，

2013, 82 (4): e165-e175.

[11] ORAN E S, GURDAL S O, YANKOL Y, et al. Management of idiopathic granulomatous mastitis diagnosed by core biopsy: a retrospective multicenter study [J]. Breast J, 2013, 19 (4): 411-418.

[12] AKAHANE K, TSUNODA N, KATO M, et al. Therapeutic strategy for granulomatous lobular mastitis: A clinicopathological study of 12 patients [J]. Nagoya J Med Sci, 2013, 75 (3-4): 193-200.

[13] BRUENING W, FONTANAROSA J, TIPTON K, et al. Systematic review: comparative effectiveness of core-needle and open surgical biopsy to diagnose breast lesions [J]. Ann Intern Med, 2010, 152 (4): 238-246.

[14] KOK KY, TELISINGHE PU. Granulomatous mastitis: Presentation, treatment and outcome in 43 patients [J]. Surgeon, 2010, 8 (4): 197-201.

[15] KALKO Y, BASARAN M, AYDIN U, et al.

The surgical treatment of arterial aneurysms in Behcet disease: a report of 16 patients [J]. J Vasc Surg, 2005, 42 (4): 673-677.

[16] SAVOLAINEN H, WIDMER MK, HELLER G, et al. Common femoral artery-uncommon aneurysms [J]. Scand J Surg, 2003, 92 (3): 203-205.

[17] JARRETT F, MAKAROUN MS, RHEE R Y, et al. Superficial femoral artery aneurysms: an unusual entity? [J]. J Vasc Surg, 2002, 36 (3): 571-574.

[18] DIWAN A, SARKAR R, STANLEY J C, et al. Incidence of femoral and popliteal artery aneurysms in patients with abdominal aortic aneurysms [J]. J Vasc Surg, 2000, 31 (5): 863-869.

[19] MARTINEZ-PARRA D, NEVADO-SANTOS M, MELENDEZ-GUERRERO B, et al. Utility of fine-needle aspiration in the diagnosis of granulomatous lesions of the breast [J]. Diagn Cytopathol, 1997, 17 (2): 108-114.

第九章

非哺乳期乳腺炎的治疗

第一节
非哺乳期乳腺炎的药物治疗

药物治疗是非哺乳期乳腺炎的主要治疗方式之一，主要包括中药、抗微生物药物、类固醇激素、抗结核药物、选择性雌激素受体调节剂、免疫抑制剂等。

中药辨证论治，因人而异，具有针对性。抗微生物药物可促进炎症吸收，适用于伴有乳房红肿热痛等急性炎症典型改变的患者，需持续的临床监测以调整药物治疗。类固醇激素有助于控制炎症范围，减少乳腺组织渗出、水肿等，使用时应注意用量及疗程。抗结核药物适用于急性进展期、伴有多发脓肿或窦道形成的患者，尤其对棒状杆菌感染的非哺乳期乳腺炎患者可能有一定疗效。选择性雌激素受体调节剂（如他莫昔芬）治疗可能通过阻断雌激素对乳腺组织的作用以减缓炎症。免疫抑制剂（如甲氨蝶呤）通过抑制炎症和免疫反应的作用，适用于多次复发，或类固醇激素治疗后耐药或出现副作用的患者。临床运用以上药物治疗可单独或联合运用。

一、中药

中药治疗非哺乳期乳腺炎临床疗效显著，基于患者局部和全身的症状和体征，从而确立临床立法、处方、遣药。常用的中医治则主要包括以下四个方面：疏肝清热，清化痰湿，和营托毒，温阳散结。

（一）疏肝清热

该法适用于乳头溢液、乳头凹陷伴有粉刺样物溢出、乳房结块伴红肿疼痛、乳房皮肤灼热，或伴有发热、头痛、下肢结节性红斑等全身症状。常用方剂是柴胡清肝汤，常用药物柴胡、当归、赤芍、黄芩、夏枯草、白花蛇舌草、生山楂、虎杖、蒲公英等。

陆德铭在继承顾伯华经验基础上，提出疏肝清热法对于未成脓的肿块期患者可速消肿块，对于出现红肿热痛的成脓者可控制脓肿范围。唐汉钧等报道，对于乳晕旁结块红肿疼痛，或脓成未熟，或伴发热的患者，治拟该法可取得良好疗效。陈红风等报道，对于急性发病阶段乳房局部红肿热痛明显、伴有发热、下肢泛发结节性红斑的肉芽肿性乳腺炎患者，用药以柴胡、黄芩、夏枯草、蒲公英、金银花、白花蛇舌草等为主。刘胜等总结了顾氏外科三代传承治疗浆细胞性乳腺炎的经验，用药以柴胡、白术、白花蛇舌草、生山楂、鹿衔草、郁金、蒲公英、茶树根、龙葵、半枝莲等疏肝泻火、健脾化浊的药味为重。程亦勤等研究报道，以柴胡清肝汤加减（柴胡、黄芩、蒲公英、皂角刺、赤芍、生地等）结合外治法综合治疗肝经郁热型患者疗效显著。万华、吴雪卿等以疏肝清热为治则，自拟浆乳方，选药包括柴胡、栀子、黄芩、白花蛇舌草、赤芍等治疗浆细胞性乳腺炎，获得满意的临床疗效。卞卫和等报道，提出采用越鞠丸化裁治疗浆细胞性乳腺炎，在柴胡、郁金等疏肝药物的基础上加用苍术、制香附、生麦芽等。宋爱莉等报道，对于肿块初期的肉芽肿性乳腺炎患者，药选柴胡、金银花、连翘、天花粉、桔梗、枳壳、虎杖、当归、川芎、赤芍等疏肝清热、化痰活血、消肿散结的方药。吕培文等报道，对于临床表现为乳房结块红肿、皮温高、乳头凹陷伴粉渣样分泌物、大便干结、尿黄等的患者，治以疏肝清热、活血消肿，药选柴胡、香附、陈皮、僵蚕、连翘、浙贝母、当归、白芍、鸡血藤、首乌藤等。张董晓等总结燕京外科流派名家内治浆细胞性乳腺炎经验，主要采用隐匿期、结块期、脓肿期、溃后期等分期论治，其中隐匿期及结块期多用疏肝理气药物，如蒲公英、黄芩、当归、白芍、白花蛇舌草、王不留行、桔梗、漏芦、橘叶、冬瓜子、白蒺藜、玫瑰花等。吴丰雪等报道，对于发病初期多因情志抑郁发病、局部触及乳房肿块、轻微疼痛的患者，以柴胡、枳实、香附为主药，配以当归、枸杞；若症见乳房皮肤红肿而未成脓、疼痛拒按者，则加用黄芩、郁金、瓜蒌等；若见乳房肿块变软、触之皮下波动感者，则加用桔梗、皂角刺、黄连、蒲公英等。白绍锴等报道，对于肿块初期患者局部红肿热痛明显、触之乳晕下有结块感、边缘不清、伴烦躁易怒或焦虑、口干口苦等，宜选用柴胡清肝汤加减。杜金柱等报道，采用柴胡疏肝散加减联合糖皮质激素治疗浆细胞性乳腺炎疗效可靠，较单纯激素治疗组可减少糖皮质激素用量。

（二）清化痰湿

该法适用于伴有形体丰腴、胸脘闷胀、口腻无味、乏力倦怠、面敷油垢等；或见乳房局部肿胀部位皮肉重垂胀急、破溃流脓不尽；或脓出后病势不减，或溃口脓水淋漓；或手术中见扩张乳腺导管或囊腔内充满大量脂质黄稠分泌物或豆腐渣样物质等。常用方剂为黄连温胆汤，常用药物黄连、黄芩、竹茹、枳实、青葙子、陈皮、制半夏、茯苓等。

上海中医药大学附属曙光医院乳腺科团队临床观察发现约30%的非哺乳期乳腺炎患者存在肥胖，临床可见胸脘闷胀、口腻无味、乏力倦怠、面敷油垢等痰湿泛滥之象，乳房局部也较正常人更多存在脂肪堆积之象。患者乳房病变部位肿块及红肿程度更严重、面积更大，肿胀部位皮肉多重垂胀急，脓肿形成后局部红肿热痛的热象表现显著，但脓出后病势不减，溃口往往脓水淋漓，疾病缠绵不愈，术中扩张的乳腺导管或囊腔内充满大量脂质黄稠分泌物或豆腐渣样物质，由此推测该病与痰湿有关，自创清化痰湿方治疗非哺乳期乳腺炎，用药包括青葙子、陈皮、黄芩、竹茹、制半夏、茯苓等。该团队临床研究表明，相比于口服头孢克洛的对照组，清化痰湿方治疗组总有效率为94.2%，显著高于对照组；结合中医外治法治疗，临床总有效率为100%，其中痊愈率（complete response，CR）为80%，显效率为16.67%，有效率为3.33%；清化痰湿方联合盾构切开术治疗浆细胞性乳腺炎，治愈率94.68%，治疗后乳头溢液、乳头凹陷、乳房肿块、乳房红肿、乳房疼痛、乳房脓肿、乳房瘘管等各项中医症状积分显著降低（$P < 0.05$）。张军等报道，以蒲公英、连翘、野菊花、紫花地丁、金银花、陈皮、法半夏、紫丹参、当归、川芎等清热化痰药治疗非哺乳期乳腺炎，治疗后疼痛 VAS 评分、肿块评分、红肿评分均较治疗前降低（$P < 0.05$），且炎性腺体组织 IgG、IgM 及血管内皮生长因子（vascular endothelial growth factor，VEGF）均较治疗前降低（$P < 0.05$）。在 2019 年版的《中医外科临床诊疗指南》中，黄连温胆汤加减被推荐用以治疗肿块经久不消、皮色瘀暗、质地中或偏硬、伴有疼痛、未溃脓的痰热瘀结证患者，药选黄连、半夏、枳实、竹茹、茯苓、黄芩、白芥子、赤芍等。

（三）和营托毒

该法适用于乳房肿块渐软、皮色焮红、疼痛明显、脓成未溃或溃而脓出不畅等，常用方剂为透脓散，常用药物黄芪、川芎、当归、皂角刺等；或适用于临床症见脓肿自溃、切开后创面久不收口、脓水淋漓、形成瘘管、局部有僵硬肿块等，或伴有神疲乏力、面色无华、食欲不振等全身症状，常用方剂为托里消毒散，常用药物在透脓散的基础上加党参、白术、白芍等益气扶正的药物。

万华等报道，针对溃后久不收口、脓水淋漓、形成瘘管、局部有僵硬肿块的患者，方用托里消毒散加减，患者的平均痊愈时间为 25.66（20～44）日，中位痊愈时间为 22.50日。林毅等临床报道，迁延型肉芽肿性乳腺炎患者多见局部肿块消散、脓腐排尽、疮口将愈或僵块形成，方选用托里消毒散合参苓白术散加减，基本组成包括黄芪、白术、党参、茯苓、怀山药、皂角刺、蒲公英、炒扁豆、砂仁、陈皮、炒麦芽、炒谷芽等。卞卫和等提出，对于脓肿将成、已成或溃破早期的浆细胞性乳腺炎患者，可选用透脓散加减治疗。宋爱莉等报道，肉芽肿性乳腺炎中期多表现为单个或者多个乳房肿块、肿块范围较大累及多个象限、脓肿形成、侵袭皮肤可形成多发窦道，用药多加用蒲公英、黄芩、皂角刺等和营托毒。吕培文等报道，对于乳房肿块渐软、疼痛明显、脓成而未溃或溃而脓出不畅的脓肿期患者，多选用金银花、连翘、玄参、皂角刺、赤芍、白芍、陈皮、甘草等；对于患者乳房结块渐大、边界不清、皮色暗红、难消难溃，或溃后脓水稀少，或伴有神疲乏力、面色无华、食欲不振，多选用党参、黄芪、皂角刺、白芷、生甘草、赤芍、白芍等。潘立群等报道，用加减透脓散治疗非哺乳期乳腺炎，药选生黄芪、生甘草、皂角刺、当归尾等为主，在肿块期、脓肿期等不同阶段化裁加减用药，临床治疗 30 例均痊愈，随访 1 年无复发。

（四）温阳散结

该法适用于乳房肿块漫肿无边，或皮色不变，或脓肿形成后难消难溃难敛，或病程较长等。常用方剂为阳和汤，常用药物熟地、鹿角胶、肉桂、姜炭、麻黄、白芥子等。

楼丽华等报道，对于浆细胞性乳腺炎表现为乳房肿块紫暗或皮色正常、肿块质地较硬、脓腔多发、病程迁延的患者，采取阳和汤加减为主，临床治疗 55 例患者，总有效率可达 94.2%。宋爱莉等对于后期不易溃脓、已形成慢性炎性僵块的肉芽肿性乳腺炎患者，采用温阳散结法，多选用熟地、桂枝、白芥子等药物。卞卫和等报道，对于肿块初起无明显红肿的肉芽肿性乳腺炎患者，临床多见形体肥胖、面部油腻、面色灰暗、神情呆滞、手足怕冷等症状，治疗选阳和汤加减。薛晓红等对于浆细胞性乳腺炎局部乳房质硬、肿块界限不清伴活动度差的患者，用药多选用熟地、肉桂、麻黄、鹿角、白芥子、姜炭、青皮、陈皮、丝瓜络等，局部皮肤发红时加用蒲公英、金银花、白花蛇舌草等，肿块僵硬未成脓时加用皂角刺等。刘丽芳等报道，对于出现肿块漫肿无头、久不成脓、肿不易消、隐痛等的肉芽肿性乳腺炎患者，常用阳和汤加减。吕培文等报道，该病初期出现无明显红肿、肿硬如馒，或肿而不硬、皮色不泽的肿块，多选用白芥子、鹿角霜、赤芍、白芍、当归、陈皮、肉桂、丝瓜络等药物。贾建东等以香附、当归、川芎、白术、陈皮、生黄芪、柴胡、郁金、浙贝母、山慈姑、猫爪草、知母等温阳化痰、疏肝散结的中药内服配合外治法治疗肉芽肿性小叶乳腺炎疗效显著。

此外，非哺乳期乳腺炎中药治疗讲究随证加减：若病变以乳晕部肿块为主、红肿不明显者，加用活血行气药，如桃仁、丹参等；若病变红肿明显，加大疏肝清热药用量，如白花蛇舌草、蒲公英等；若脓成或瘘管形成，加用托毒透脓药，如白芷、皂角刺等；若伴有发热，加用清热泻火药，如生石膏、知母等；若伴有下肢结节性红斑，加用清热通络药，如忍冬藤等；若病情变化与月经有关，加用调摄冲任药，如淫羊藿、肉苁蓉等；若术后脓腐已脱，加用补气健脾药，促进创面愈合，如黄芪、党参等；若局部僵块明显者，加用活血散结药，如桃仁、鹿角片；若乳管或脓水中脂质分泌物多者，加用清脂化浊药，如五味子、生麦芽等。

除以上四个主要的治疗原则，临床中医治则还包括健脾除湿、疏风散热等。1985年顾伯华在《实用中医外科学》中提出本病临床表现复杂多样，根据局部的症状及体征可分为四期：溢液期仅表现为乳腺导管扩张，临床可见乳头和乳管内有分泌物积聚并溢出；肿块期为病变累及乳腺组织，临床可见乳房局部形成肿块；脓肿期即乳房局部炎症呈急性发作，肿块软化、形成脓肿；瘘管期即脓肿破溃，脓液流出并形成瘘管。在治疗上，溢液期及肿块期"形症未成"，中医治之以"消"，使肿块快速内消，主要的治法有清热、温通、化痰、祛湿、行气等；成脓期及瘘管期治疗重在"托"，用益气养血、透脓药物，扶正祛邪、托毒外出，防止旁窜内陷；若溃后，脓水稀薄、淋漓不尽，或创面肉芽不鲜活，则需借助"补"法，补益气血，以鼓舞气血之法以促修复。

综上所述，中药治疗非哺乳期乳腺炎重在辨证型和分期，注重整体合参、局部合诊，坚持病机和病因相结合，灵活施方。

二、抗微生物药物

抗微生物药物通常是在非哺乳期乳腺炎急性期表现为红肿热痛时的治疗选择；在围手术期使用抗微生物药物，也有利于促进炎症吸收、创造手术时机；在选择保守治疗时，抗微生物药物也是治疗方法之一。

抗微生物药物运用在非哺乳期乳腺炎急性期。当乳房炎症性表现出现进展，甚至出现乳房皮肤蜂窝织炎时，可选择7～10日的抗微生物药物如β-内酰胺类、氟喹诺酮类、甲硝唑等药物治疗。朱懋光等总结报道，对于伴有急性炎症表现的非哺乳期乳腺炎患者，应用抗微生物药物治疗有助于控制炎症进展；对于转为亚急性、慢性炎症的患者，继续长期使用抗微生物药物可能无法取得较好的临床缓解作用。

使用抗微生物药物治疗有利于创造手术时机。Jarrah等研究报道，在围手术期使用抗微生物药物治疗，共收录20例确诊为肉芽肿性乳腺炎的患者，应用阿莫西林-克拉维酸钾6周和甲硝唑2周后进行手术，对于术后复发并发脓肿形成的患者，加用2周的抗微生物药物治疗，在 11～33 个月的治疗后随访中，85% 患者达到完全缓解，且没有复发。严婕等报道，对浆细胞性乳腺炎局部症状显著或伴有脓肿形成者，术前应用头孢类、氟喹诺酮类、抗厌氧菌类等抗微生物药物，可促进乳腺组织炎性水肿吸收，抑制炎症蔓延，缩小肿块体积，缩小术中切除范围。Blay 等报道，使用抗微生物药物后如何选择手术时机是治疗非哺乳期乳腺炎的关键，需要临床医师积累丰富的经验及个体化治疗，必要时术前及术后均可使用抗微生物药物，有助于改善切口愈合率。

非哺乳期乳腺炎病原菌的相关研究目前尚无定论。Aghajanzadeh 等报道，由于患者乳腺组织和脓液中均不能检出病原菌，抗微生物药物的应用缺乏指征。但 Baslaim 等研究提出，对于病灶有脓肿形成者，虽然脓液细菌培养结果均为阴性，但使用抗微生物药物进行保守治疗也能取得一定的疗效。Li J 等报道，收录 31 名接受抗微生物药物治疗的肉芽肿性乳腺炎患者，其中 8 例表现为皮肤发红的患者病情好转，提示该病可能并发病原体感染，抗微生物药物的使用有助于消除相关炎性症状。

近年来，随着细菌培养技术及细菌基因测序技术的发展，相继有肉芽肿性乳腺炎合并细菌感染的文献报道。甘慕哲等研究表明，非哺乳期乳腺炎在发病初期未必涉及细菌感染，且早期细菌培养检出率低，可能与较少行厌氧菌培养相关。但在解剖结构异常的发病基础上，进展过程中可合并需氧或厌氧细菌的感染，当乳头先天畸形或者凹陷、内翻时，这种情况就更容易发生。

对非哺乳期乳腺炎患者脓液行细菌培养加药敏实验，必要时采用质谱仪或 16S-RNA 检测，可指导抗微生物药物用药选择。王顾等研究报道，应当侧重于棒状杆菌的检测，重复多次取脓液培养、借助 16S-RNA 基因测序等技术可提高病原菌阳性率；对于合并棒状杆菌感染的非哺乳期乳腺炎患者，可根据药敏试验选用抗微生物药物，或经验性地应用氟喹诺酮类、大环内酯类抗微生物药物。Taylor 等研究显示，肉芽肿性乳腺炎患者脓液培养中，棒状杆菌阳性率约 27.4%；若采用质谱仪或 16S-RNA 基因测序，则可鉴定出柯氏棒状杆菌占 58.8%～62.5%，以及其他类型的棒状杆菌如结核硬脂酸棒状杆菌和解葡萄糖醛酸棒状杆菌等；进一步药敏实验发现，结核硬脂酸棒状杆菌等多种棒状杆菌对 β-内酰胺类耐药。因为棒状杆菌与分枝杆菌同为革兰阳性杆菌，分类学上亲缘性较近，在一般抗微生物药物无效后可换成抗分枝杆菌三联药物治疗或利奈唑胺、克拉霉素等治疗。

总之，对伴有乳房红肿热痛等急性炎症典型改变的非哺乳期乳腺炎患者，临床使用抗微生物药物具有一定的疗效。早期应用抗微生物药物有助于缓解急性炎症并缩小病灶，但使用时间过长可能无法使患者获得预期受益，需持续的临床监测以调整药物治疗。目前仅有少量证据表明肉芽肿性乳腺炎与棒状杆菌等微生物感染有关，单纯使用足量抗微生物药物的治疗方式是否真的有效，值得进一步研究与思考。

三、类固醇激素

非哺乳期乳腺炎的类固醇激素治疗方式包括口服及静脉滴注等，具有抗炎、抗过敏、免疫抑制等多种药理作用，可有效抑制免疫反应，在急性炎症期减轻毛细血管扩张、渗出和水肿。但治疗过程中，应注意类固醇激素的使用时间及剂量。

1980年DeHertogh等首次提出使用类固醇激素泼尼松治疗肉芽肿性乳腺炎，研究中单纯以类固醇激素治疗初起以口服剂量60 mg／日，3周后激素逐步减量直至停药，随访9个月未见复发，认为短周期大剂量的激素治疗对于该病的疗效是显著的。

在非哺乳期乳腺炎的治疗中，类固醇激素可与手术联用。术前给予类固醇激素治疗可促使病灶缩小，减少组织水肿。术后类固醇激素治疗可减缓术后炎症反应，控制炎性病灶。崔仁忠等报道，术前服用类固醇激素治疗肉芽肿性乳腺炎总有效率达97.56%，明显高于术前未予激素的患者（83.33%），随访6个月，复发率也显著降低。Gopalakrishnan等报道，对非哺乳期乳腺炎患者进行乳房病灶广泛切除术，术后予以6周0.8 mg／kg剂量泼尼松治疗，逐渐减量至维持剂量，持续6个月，95.6%患者完全缓解，随访2年无复发。

常用的类固醇激素为泼尼松、地塞米松等。泼尼松推荐剂量是每日0.75～0.8 mg／kg，通常起始剂量为每日30～60 mg，通常1～2周病情改善后逐步减量，达到完全缓解的周期因人而异。地塞米松的常规用量为1.5 mg（2次／日），但也有报道指出冲击疗法每日10 mg较常规用药可有效减少患者的不良反应。类固醇激素的用药方案尚未形成统一的认识和标准，用法用量需要建立在临床医师的用药经验及国内外文献参考。

值得注意的是，类固醇激素初始效果明显，维持用药后疗效可能会减弱，甚至出现减量或停药后病情迅速反跳，以致最终症状加重。长期使用类固醇激素会引起一定的药物不良反应，如向心性肥胖、骨质疏松等；若服用激素超过1个月，则存在伤口较难愈合、手术中出血量增加、皮质功能低下等风险。研究表明类固醇激素联合手术的试验组较单纯手术组的患者更易出现神经兴奋、月经周期紊乱、恶心呕吐等不良反应，提示应积极提前告知患者做好心理准备和不良反应防治干预工作，减轻患者对药物不良反应的担忧造成抗拒治疗、依从性差等情况，确保治疗的顺利进行。

总之，类固醇激素治疗非哺乳期乳腺炎具有一定疗效，但不可忽视该类药物的疗效下降甚至病情反跳以及长期使用造成的不良反应。

四、其他药物

有学者采用抗结核药物、选择性雌激素受体调节剂或免疫抑制剂等治疗非哺乳期乳腺炎，可取得一定的临床疗效。抗结核药物对于急性进展期、伴有多发脓肿或窦道形成的非哺乳期乳腺炎，尤其对棒状杆菌感染的非哺乳期乳腺炎患者可能有一定疗效；他莫昔芬治疗非哺乳期乳腺炎机制不明，可能通过阻断雌激素对乳腺组织的作用减缓炎症；免疫抑制剂如甲氨蝶呤通过抑制炎症和免疫反应的作用，可对反复出现复发，或类固醇激素治疗后耐药，或出现副作用的患者起到一定的治疗作用。

（一）抗结核药物

近年来，相继有研究表明，无论非哺乳期乳腺炎是否存在病原菌感染的证据，抗分枝杆菌药物包括利福平、异烟肼、乙胺丁醇等治疗可能存在一定疗效。

若有病原菌感染的证据，可以针对病原菌进行治疗。许涛等研究报道，浆细胞性乳腺炎病例中可检出抗酸染色结核菌 L 型，73.2% 的病例中有牛型结核菌卡介苗抗体免疫组化染色的阳性反应，提示浆细胞性乳腺炎可能与结核菌 L 型感染有一定的关系，有可能是乳腺结核病的一种特殊亚型。

有学者运用抗结核药物对非哺乳期乳腺炎进行诊断性治疗。Joseph 等报道，对于肉芽肿性乳腺炎多种治疗方法无效且抗酸染色和分枝杆菌培养结果均为阴性的前提下，可使用抗结核药物进行诊断性治疗，临床症状能在 4 个月的治疗后逐渐缓解的患者，支持继续治疗。刘璐等报道一项单臂临床研究，提出抗分枝杆菌治疗肉芽肿性乳腺炎较为有效，研究纳入经病理确诊的肉芽肿性乳腺炎 22 例和导管周围乳腺炎 64 例，均予三联抗分枝杆菌药物，结果显示，肉芽肿性乳腺炎治疗有效率为 94.74%；导管周围乳腺炎治疗有效率为 87.5%。另外，有学者认为对于复杂性非哺乳期乳腺炎，采用三联抗分枝杆菌治疗可以为手术创造条件。王华等研究报道，对于病变范围较大，或有脓肿窦道形成，或复杂难治性的肉芽肿性乳腺炎患者，使用三联药物治疗 9～12 个月可治愈；对部分原发病灶大的肉芽肿性乳腺炎，使用抗分枝杆菌三联药物治疗，可缩小病灶，为手术创造条件。

中华医学会结核分会《非结核分枝杆菌病诊断与治疗指南》（2020 年版）提出，若软组织感染形成长期不愈合的窦道，临床上即可诊断为非结核分枝杆菌感染。中华预防医学会妇女保健分会乳腺保健与乳腺疾病防治学组《非哺乳期乳腺炎诊治专家共识》（2016 年版）提出可以选择抗分枝杆菌药物治疗特发性肉芽肿性乳腺炎。

总之，关于抗结核药物治疗非哺乳期乳腺炎的研究病例数均较少，临床疗效有待于进一步更科学的设计研究提供依据。

（二）选择性雌激素受体调节剂

选择性雌激素受体调节剂他莫昔芬，与雌激素竞争结合于人体的雌激素受体，具有抑制雌激素的作用。蒋国勤等研究报道，对 15 例临床表现为手术切口或瘘管渗出较多、换药效果不明显或局部穿刺排脓后肿块未消散的非哺乳期乳腺炎患者应用他莫昔芬治疗，用药 1 个月后治愈率为 53.33%。

他莫昔芬治疗非哺乳期的作用机制尚不明确。有学者推测可能是基于非哺乳期乳腺炎厌氧菌感染学说和自身免疫疾病学说，他莫昔芬阻断了女性体内雌激素对乳腺组织的刺激支持作用，使得乳腺组织处于"休眠"不应期，从而减少渗出、消退炎症。Wu WM 等研究表明，他莫昔芬具有一定的调节免疫功能的作用，根据体外研究推测他莫昔芬的作用机制与抑制外周淋巴细胞 DNA 合成、增加抗体分泌有关。汪红才等报道，他莫昔芬对浆细胞性乳腺炎患者减弱免疫应激导致的变态反应有一定意义，推测他莫昔芬可抑制乳腺组织的增殖活性。

总之，他莫昔芬对非哺乳期乳腺炎这种可能的自身免疫性疾病的治疗效应及作用机制都有待进一步验证。

（三）免疫抑制剂

免疫抑制剂如甲氨蝶呤可控制炎症发展，抑制过亢的免疫作用。近年来有文献报道甲氨蝶呤应用于非哺乳期乳腺炎的治疗，大多与类固醇激素联用或在类固醇激素治疗无效后使用。

Tuli R 等研究提出，对于反复出现复发的肉芽肿性乳腺炎，采用甲氨蝶呤联合糖皮质激素可有效地预防激素药物的并发症和副作用，可作为二线药物治疗。陈迪等以病例报告的形式报道，口服泼尼松 2 周后症状无改善的患者，加用甲氨蝶呤每周 10 mg（每周只用 1 次），持续 4 周后症状可明显缓解，治疗 8 周后瘘口愈合、肿块缩小。Akbulu 等回顾了 5 项已发表的关于甲氨蝶呤在肉芽肿性乳腺炎中应用的研究，共 12 名 21～40 岁的患者接受甲氨蝶呤治疗。其中 9 名患者对类固醇缺乏反应，出现复发，或类固醇诱导性高血糖，因此改用甲氨蝶呤治疗；另外 3 名患者采用类固醇激素与甲氨蝶呤联合使用作为初始治疗选择，结果发现 10 例接受甲氨蝶呤治疗的患者取得了满意的结果，剩余 2 例出现复发并接受了乳房切除术。该研究说明甲氨蝶呤对于肉芽肿性乳腺炎具有一定的疗效，特别对类固醇治疗有耐药性，或出现副作用（如葡萄糖耐受不良或库欣综合征），以及出现复发的患者，可选择使用甲氨蝶呤作为替代方案。

甲氨蝶呤作为一种免疫抑制疗法药物，对于减少类固醇激素的剂量或对类固醇激素治疗耐药可起到一定的作用，目前仍未证明其在长期治疗中的疗效，因此选择甲氨蝶呤治疗非哺乳期乳腺炎仍需要进一步的研究来支持这一观点。

第二节
非哺乳期乳腺炎的手术治疗

外科手术是非哺乳期乳腺炎的常用方式之一，手术治疗的关键在于手术方式的应用、手术切口的设计及手术时机的选择。

一、外科手术治疗的变化趋势

1923年国外首次报道慢性乳腺炎的病例，并采用扩大切除术治疗。1958年国内首次报道使用挂线法治疗慢性复发性乳腺瘘管伴有乳头内缩的病例12例。随后1963年国内首次报道1例因诊断困难而不得不行单纯乳房切除术的浆细胞性乳腺炎病例。到20世纪末，浆细胞性乳腺炎的术前确诊率仅约13.3%，手术治疗范围较大，多选用扩大切除术，切除病灶的同时切除周围部分正常乳腺组织，以防复发；对于肿块较大、多灶及窦道形成的患者，行乳房区段切除术或单纯切除术。

在时代的发展过程中，非哺乳期乳腺炎的手术治疗趋于多样化，强调个性化治疗：如对于浅表脓肿形成的患者可行脓肿切开引流术；对于炎性肿块、脓肿或慢性瘘管形成的患者，根据病灶范围可选择不同的病灶切除术式。随着微创技术的发展，有学者将超声引导下的微创旋切术等技术以微创的方式引入非哺乳期乳腺炎的手术治疗。

基于现代对乳房外形的追求，整形外科术在该病的手术治疗中逐渐发展并应用广泛。对合并原发或继发乳头内陷者行乳头重建术，切除病变组织后松解挛缩的纤维索带，应用乳头下皮瓣填充矫形；对于手术切除范围较大的患者，借鉴"体积移位技术"行腺体瓣成形术，修复因腺体缺失而造成的乳房外形损毁；对于选择行单纯乳房切除术的患者，后期可行乳房重建术。乳房整形技术的运用，尽可能保持乳房外形的美感，可以使患者获得更好的生活质量。

在乳房手术范围越来越小的今天，非哺乳期乳腺炎的治疗从全乳切除术发展为手术方式的多元化，但不能一味追求小范围而放弃疾病的治愈，需基于充分的理论依据和临床证据，选择和设计合适的手术方式可积极改善疾病的预后，恢复患者的正常生活。

二、手术方式的先决条件

非哺乳期乳腺炎外科手术治疗的先决条件，首先是鉴别诊断，不仅是不同病理分类之间的鉴别，更重要的是与乳腺癌相鉴别。其次是手术治疗的必要性及手术方式、手术时机的选择，如疾病是否会自愈、发病痛苦对患者身心造成的巨大影响等都是临床医生在选择手术治疗前需要考虑的重点。

非哺乳期乳腺炎的鉴别诊断关键是病理学诊断，首先需要确认标本中没有恶性组织成分，才能排除病灶是由于恶性肿瘤压迫所引起的局部炎症。而一旦发现局部伴有不典型增生，则需要谨慎处理。若发现恶性细胞增殖，基本处理原则应参考乳腺癌。

对于非哺乳期乳腺炎的手术治疗，国内外都有的争论点在于手术的必要性及手术方式、手术时机的选择。Enny 等研究提出，肉芽肿性小叶乳腺炎是一种自限性的良性疾病，不需要手术治疗就可治愈，研究显示接受手术切开引流联合药物治疗的肉芽肿性小叶乳腺炎患者与只接受观察随访的患者的治疗时间无显著差异。Neel A 等研究提出，从长期来看，近 80% 的肉芽肿性小叶乳腺炎患者在一线手术后会复发，而且不美观的瘢痕在接受过手术的女性中更常见，因此提出该病应该采取保守治疗。但 Xin Lei 团队通过荟萃分析提出，手术治疗肉芽肿性小叶乳腺炎的缓解率高于单纯口服类固醇的保守治疗，且可有效地减少复发率。

非哺乳期乳腺炎外科手术方式的选择受疾病的不同阶段、病灶范围等多因素的影响。部分非哺乳期乳腺炎也可引起全身症状、体征，如下肢结节性红斑、发热、咳嗽等，必要时行手术治疗可减轻炎症负荷，改善全身症状体征。总之，对于外科手术这一治疗方法的选择与患者的意愿、医生的临床经验及不同的临床资料和影像学评价方式等密切相关。对于非哺乳期乳腺炎这种良性疾病，虽然不会直接危及患者的生命，但仍需要重视缓解患者的症状并关注该疾病对患者心理创伤、生活质量等的影响。

三、手术方式的选择

非哺乳期乳腺炎的手术方式较多，需结合病变特点选择适宜的手术方式，以清除病灶、治愈疾病、保持乳房美观、改善生活质量为治疗目的。手术治疗方式包括单纯病灶切除术、扩大切除术、区段切除术、微创旋切术、脓肿切开引流术、负压灌洗术、单纯瘘管切除术或瘘管切开引流术、盾构切开术、腺体瓣成形术、乳头成形术、乳房切除术或联合乳房重建术等。手术方式可选择一种或数种结合使用，也可与其他治法联合使用。

（一）单纯病灶切除术

该术适用于病灶较为局限的病例，术中仅切除病变的组织。Gurleyik G 等报道，单纯病灶切除术必要时可以与皮质醇、抗生素等联合应用以减少复发，该课题组对 19 名肉芽肿性小叶乳腺炎患者进行 8 周类固醇激素药物治疗后，以临床和影像学检查评估乳房和皮肤病变的消退情况，在评估治疗结果后的 2 周内对残余病灶进行局部切除，中位随访 20 个月（6～75 个月），仅有 1 名患者复发。对于病灶范围大、累及多中心或多象限的病例，单纯病灶切除术可能造成病灶残留，导致疾病有一定的复发倾向，因此术前可能需要保守治疗，待疾病稳定或缩小后再行该术以减少复发。

（二）扩大切除术

对于保守药物治疗无效或效果欠佳以及既往治疗后复发病例可采用扩大切除术进行治疗。扩大切除术指在"单纯病灶切除术"的基础上，扩大切除周围病变的小叶、导管系统及皮肤损害。研究表明，扩大切除术后的复发率为 5.5%～50%，切除病灶及病灶周围≥1 cm 的腺体组织，可取得较高的治愈率。相较于单纯病灶切除术，扩大切除术总有效率高且复发率较低，但较大的手术范围可能导致伤口愈合延迟及不良愈合。需注意的是，对于病变范围 5 cm 以上尤其伴有皮肤红肿的患者，病灶水肿严重导致术中易出血；病灶与正常腺体边界不清，易导致切除腺体过多或不足，切除过多影响乳房术后外形，切除过少者术后易复发。

（三）区段切除术

对于形成明显乳房肿块，或脓肿切开引流后或抗炎治疗后病灶较为局限时，可择期行病变区段切除术，术中自乳头根部切除所有输乳管及病变乳管所在的腺叶，并将乳房皮肤溃破口全部切除。移除完整病灶后，需注意检查残腔是否有隐匿病灶及残留窦道后再行缝合，必要时放置负压引流管充分引流。若切除组织不彻底，切口易反复破溃形成瘘管，可能需要再次手术切除残留病变腺体和瘘管组织。雷海等研究报道，入组 51 例非哺乳期乳腺炎患者行区段切除术，随访 1 年复发率较低。因此，自乳头根部完整切除病变乳管区段可能是预防复发的有效手段，对远期疾病的复发控制有一定的效果。

（四）微创旋切术

麦默通、安珂等微创旋切术适合于乳腺肿块或脓肿直径＜3 cm 的患者。超声引导下真空辅助乳腺微创旋切术在治疗乳腺良性肿瘤中应用较广，国内已有部分学者尝试将该术应用于非哺乳期乳腺炎的临床手术治疗中。在超声引导下使用微创旋切刀切除病灶，术后原病灶区域形成残腔，而外切口较小，因此通畅的冲洗引流是保证该术治疗成功的关键步骤。肿块直径＞3 cm 为微创旋切术的相对禁忌证，但刘彦章等通过临床观察发现，乳腺肿块或脓肿直径＜5 cm 的非哺乳期乳腺炎患者，经微创旋切手术治疗辅助持续负压引流，可一次治愈；若本身病灶范围直径＞5 cm，周围炎症组织范围广，一次手术无法将周围炎症组织彻底清除干净，易导致术后残留，且术后空腔较大，表面皮肤组织塌陷，影响乳房外形；对于靠近皮肤的病灶，术中易造成损伤，可在肿块与皮肤之间注射局麻药使其分离，以减少术中旋切刀误损皮肤的概率。

（五）脓肿切开引流术

该法为临床最为常用的方法，急性期乳房局部脓肿形成后，可选择行脓肿切开引流术排出脓液。术前需采用影像学检查明确脓肿的位置、深浅、是否多发及分隔，按照脓肿数目及病变范围，合理选择切开引流的手术部位。对于脓肿范围局限的病例，出现乳房局部波动感或皮肤溃破时，可先行脓肿切开引流；对于两个以上不相邻的脓肿，手术时需切除脓肿间隔，以贯通各个脓腔，保证术后引流通畅。若仅行乳腺脓肿切开引流术，术后易再次形成脓肿或出现瘘道，主要原因为乳房局部组织炎症较重，炎性病灶难以控制，沿着潜在患病的乳腺导管系统形成感染病灶。切开引流术虽无法根除病灶，但可减轻局部的炎症负荷，缩短病程。

（六）负压灌洗术

适用于脓肿形成的患者，术前需评估超声引导下液性暗区的位置、深浅、范围，明确脓肿是否多发及分隔。术中需完整清除病变组织，若已液化形成脓肿，则吸尽脓液；如遇多房分隔脓肿，需用手指分开隔腔，使各脓腔贯通。常规取脓液行药敏培养检查，以过氧化氢溶液、生理盐水反复冲洗创面后安置负压引流管装置，可每日持续 1 000～1 500 mL 生理盐水冲洗。术后需注意观察引流液的性质，若 24 h 引流量少于 10 mL，复查乳腺超声，乳腺内未见明显积液后拔除引流管。持续负压和密闭冲洗的方法，可促进坏死组织清除排出，减少继发疮面感染。在保证疮面引流通畅的基础上，该术可改善患者因换药清创、填塞纱布、加压包扎等引起的痛苦。

（七）单纯瘘管切除术／瘘管切开引流术

适用于瘘管形成的患者。若瘘管较小或位置表浅，可选择单纯瘘管切除术或瘘管切开引流术。若瘘管位置较深且与周围乳腺组织粘连，可选择行瘘管及部分乳腺切除术或改良挂线法。若瘘管多发，局部乳腺组织病变严重，可选择瘘管扩大切除术。研究显示，单纯的瘘管切开引流术虽然操作简单，但对复杂的瘘管组织疗效有限。因瘘管易迁延不愈、复发率较高，因此根据瘘管与乳头、乳晕及乳腺组织的关系选择合适的手术方式至关重要，术前需明确窦道走向及部位，术中完整切除病灶、窦道或周围的乳腺组织，才能达到有效治疗的目的。

（八）盾构切开术

该术适用于复杂性病变的患者。上海中医药大学附属曙光医院乳腺科团队报道，基于隧道开挖工程中常用的"盾构法"，对于病变范围≥2个象限或瘘管≥2个的复杂性浆细胞性乳腺炎患者行"盾构切开术"，痊愈率可达84.38%。在尽量保留乳房皮肤的前提下，以破损处及波动感最明显处为中心行多点小切口，根据影像学定位的方向或术者探查的脓腔方向切开皮下及腺体组织，隧道样向皮损后方或浅或深的脓腔推进，排出坏死组织使引流通畅，术后以纱条引流。盾构切开术可在保证手术视野及确保使坏死组织排出、引流顺畅的基础上，最大限度地减少正常腺体组织的缺损，减小瘢痕对乳房外形的影响。

（九）腺体瓣成形术

切除腺体量达20%以上时，乳房会产生明显畸形。因此，通过乳房整形技术，游离正常腺体，利用腺体组织瓣转移填充缺损部位，可尽可能保持乳房外形美观，有助于患者获得更好的术后满意度和生活质量。参照整形外科的"随意皮瓣"转移技术，将残腔周围游离的腺体皮瓣与周围腺体进行移位、旋转和重新对合，缝合腺体组织，保证游离的腺体瓣血液供应，达到提高乳房美容效果和重塑其外形的效果。临床发现，应用腺体瓣成形术虽然相对延长手术时间，但术后患者满意度较高。

（十）乳头成形术

适用于合并原发或继发乳头内陷的患者。术中对内陷乳头进行微整形，提拉乳头，切除病变组织后松解挛缩的纤维索带，应用乳头下皮瓣填充矫形。手术治疗过程中清除乳晕下方大乳管内病灶，应保证乳晕区有一定厚度的乳腺组织，确保乳头后方不能空虚，并进行乳头外翻整形，乳头后方可予荷包缝合塑形乳头，荷包线结扎不宜过紧，同时乳头及乳晕处避免过多使用电刀，以免影响血运造成乳头坏死。乳头成形术术后乳头形态自然，不影响乳头血供，在治疗病变的同时可提升乳房整形美容的效果。

（十一）乳房切除术 ± 乳房重建术

如果病变范围累及大部分乳腺组织，或多次复发导致乳房严重变形，或受限于经济承受能力，患者思想负担过重，在充分沟通利弊的情况下，可考虑行单纯乳房切除术，后期可行乳房重建术或假体植入术。张军等报道，对炎性肿块大于5 cm、甚至肿块累及多个象限并要求切除全部腺体的非哺乳期乳腺炎患者，行单纯皮下腺体全切术，后期行乳房重建术。Chirappapha Prakasit 等报道，在患者经济条件不能支持的情况下，对病变范围较广且腺体瓣修复效果不佳的 1 例特发性肉芽肿性乳腺炎患者行乳房切除术。乳房切除术治疗非哺乳期乳腺炎为最后的外科手术治疗选择，乳房切除后因乳房的缺失、变形和明显的胸壁瘢痕会影响患者后期的满意度及身心健康，影响患者的人际交往和家庭生活，因此临床治疗需慎重选择乳房单纯切除术。

非哺乳期乳腺炎的手术治疗是个体化选择的过程，根据患者不同期别、病灶范围等多因素选择合理且适当的手术，可缓解病情，缩短病程，改善预后，临床需考虑手术对乳房外形、手术瘢痕、患者满意度的影响。根据病变范围的大小及累及象限，可选择单纯病灶切除术、扩大切除术、区段切除术、微创旋切术、盾构切开术。对于乳房局部脓肿成熟的患者，可选择行脓肿切开引流术、负压灌洗术；对于瘘管的治疗，根据瘘管的位置、深浅，可选择瘘管切开引流术、瘘管切除术、拖线法等。在日益讲求乳房外形的今日，手术中可选择运用腺体瓣成形术；乳头凹陷的患者则可选择乳头成形术；若病变范围累及全象限，或多次复发导致乳房严重变形，或受限于经济承受能力，乳房切除术是最后的手术选择。

四、手术切口的选择

依据临床表现及影像学检查确定病灶大小、多少及所在部位，并结合乳房表皮损害情况设计切口。一般以病灶为切除中心，在患者能够耐受、切口张力适当的情况下，采用弧形、放射状、梭形等切口。若病变局限于乳头乳晕区及其附近者，可选用乳晕旁弧形切口；若同时肿块处有窦道或溃口，则选乳晕旁弧梭形切口；若肿块位于外周，且局部皮肤暗红或皮肤与肿块紧密粘连或有窦道，则可选用放射状梭形切口；若肿块涉及多个象限或有多个窦道，则可选择多点弧梭形切口；合并乳头内陷的患者，乳晕旁切口有助于乳头矫正手术的完成。

1. 乳晕旁弧形切口　因乳晕呈深褐色且有结节状皮脂腺掩盖，瘢痕不明显，尤适用于乳晕较大的患者，切口长度不宜超过乳晕周径的 1/2。

2. 放射状切口　放射状切口临床操作简单，有利于乳头后方暴露，术中视野清晰，便于完整切除受累的病变导管、肿块、瘘管及病变皮肤。

3. 乳晕旁弧形 + 放射状切口　乳晕旁弧形切口便于切除乳晕区病变组织及乳晕根部病变导管；放射状切口有利于切除乳晕区外病变组织及与脓腔延伸的病变导管。两者结合手术视野开阔，切除较为完全、彻底。

4. 梭形切口　梭形切口适于乳房表面皮肤破溃形成窦道时，以病灶为中心做梭形切口。对乳头及乳晕区及其附近的肿块伴有窦道、溃口或引流口，多做乳晕旁弧梭形切口。若外周肿块有溃口、窦道或引流口甚至溃疡表皮缺损，则多选放射状梭形切口。若肿块涉及两个象限则行多点弧梭形切口。

5. 多点小切口　脓肿形成后可根据脓肿范围，选择波动感最明显处行多点小切口，适用于复杂性非哺乳期乳腺炎脓肿或瘘管形成，以求在较小损伤的情况下达到较为充分的引流。

6. 其他切口　根据患者病情的差异、术式选择的不同等，手术可选择其他不同类型的切口。部分学者在术中尝试应用锯齿状切口、月牙形切口、不规则切口、蝙蝠翼切口、垂直倒"T"形或"J"字切口、月牙形、梨形和蝴蝶形等多样性手术切口，在技术允许的基础上手术视野较为宽阔，可获得较好的乳房外观。

对于开放手术，选择和设计切口非常重要，是手术成功的基本保障之一。因此，需要根据具体情况进行个体化诊治，采用不同的手术切口治疗，提供较好的显露，便于操作，减少术后的并发症和瘢痕增生，取得较好的乳房美容效果。

五、手术时机的选择

非哺乳期乳腺炎具有动态变化的特点，手术时机的把握和选择主要依据患者的症状和体征等临床资料。如果手术时机选择不当，会造成治疗效果不佳，或腺体切除过多造成乳房缺损、变形严重。

对于急性炎症期的患者，因病灶范围广泛、炎症反应严重，乳房水肿可导致手术切口难以愈合，因此该期不适于急行手术。急性期肿块的周围血运较为丰富，此时手术易造成创面渗血明显，所以需在控制炎症的情况下再对患者的病变位置进行手术。对于肿块较大的患者，手术中切除范围过广可导致乳腺损伤较大，同时影响乳房外形，因此可结合药物治疗促进坏死组织吸收，待肿块体积缩小后再进行手术治疗。目前，急性期控制后的局灶性肿块切除是较为确切的治疗手段之一。对于脓肿形成的患者，可先行穿刺抽脓术，必要时行脓肿切开引流术、负压灌洗术等，减少脓液的抗原效应及炎症负荷。严重感染的病例可先行脓肿切开引流术清除坏死组织和脓肿，待渗出物减少、局部水肿消退后，炎症得到有效控制，再行手术治疗。若引起全身症状或远处问题（如发热、咳嗽、下肢结节性红斑等），可选择行手术治疗清除乳房局部病灶，以缓解全身症状或远处问题。

亚急性期和慢性肿块期是较好的手术时机，根据肿块的大小选择合适的术式，一般可取得较好的疗效。慢性期局部瘘管形成后，应选择瘘管基本愈合或分泌物较少的静止期进行手术，术中完整切除瘘管、窦道及周围瘢痕组织。若瘘管周围炎症反应显著，局部红肿热痛，分泌物较多，应先行抗感染、抗炎治疗，炎症控制后再行手术治疗。若乳腺病变呈弥漫性，多个瘘管及窦道形成，病变迁延不愈，局部粘连严重，药物保守治疗效果不佳的患者此时可考虑行手术治疗。

目前，手术治疗是治疗非哺乳期乳腺炎有效的措施，选择合适的手术时机要与患者的疾病分期、分型和临床特点相结合，从而提高治愈率和术后满意度。

六、术后并发症的处理策略

非哺乳期乳腺炎术后并发症影响疾病的预后，延长治疗周期，影响患者的生活质量及术后满意度，甚至可导致再次手术，因此应关注手术并发症的防治。本病术后的并发症主要为血肿及出血、感染和瘘管或窦道形成等。

（一）血肿及出血

非哺乳期乳腺炎可导致乳腺组织炎症充血水肿，术中出血较多，术后易在局部形成血肿。术后血肿和出血与术式的选择、术中操作、术后换药护理等多因素相关。相较于传统的手术方式，微创旋切术的出血风险相对较高。术前类固醇药物的使用可能会导致术中出血量增加，但目前无证据表明可导致术后出血和血肿的风险增加。术中止血不完善、血管结扎不牢固或线结脱落、开放换药时电凝结痂脱落等多因素均可导致术后出血和血肿形成。因此，为预防术后出血，应尽量避开月经期手术，术中仔细止血、牢固打结，术后应用弹力绷带或胸带以适当的压力加压固定，并适量使用止血药物。当术后出现出血和血肿并发症时，可先予止血药物、局部加压等对症支持治疗，病情严重时需行手术缝合止血。

（二）感染

术中处理不当或术后护理不佳易引起切口不同程度的继发感染，导致患者切口愈合延迟。因此，术中各项操作需遵循无菌操作规程，对于术后开放性创面或引流置管，需关注创面和引流液情况，复查脓培养或引流液培养，必要时可加用敏感的抗微生物药物抗感染治疗。

（三）瘘管或窦道形成

脓肿多次行切开引流术，或空芯针或细针穿刺后，或手术治疗失败等人为因素，以及非哺乳期乳腺炎易反复溃破的临床特点，导致患侧乳房易形成瘘管或窦道。因此，行脓肿切开引流需在波动感明显处，尽量选择低位引流。选择术口及穿刺口时需考虑引流的畅通性及乳房的外形。因瘘管期患者病情反复，建议在控制炎症的基础上，再行瘘管切除术，以彻底地清除病灶，减少术后复发。

随着非哺乳期乳腺炎手术的日趋成熟，手术的并发症也逐步受到重视。选择合适的手术时机，手术前后合理联合药物治疗控制炎症进展，术中尽量清除病变组织。若术后选用负吸引流、纱条或药线引流，需关注脓培养及药敏试验调整用药，观察引流液的颜色及引流量，保证引流通畅是关键。对于手术并发症的防治，有助于患者术后康复，改善疾病预后，缩短病程。

第三节
非哺乳期乳腺炎的外治疗法

非哺乳期乳腺炎的外治方法包括药物外治法、挂线法、拖线法、引流法、搔刮法、垫棉法、刺络拔罐、火针烙法等，选择多样，应用广泛，具有一定的临床疗效。

一、药物外治法

药物外治法是非哺乳期乳腺炎外治疗法中的重要部分，发挥药物外治的优势，可改善乳房局部症状及体征。

中药外治需根据病程不同阶段的局部表现选择不同的剂型及药物进行分期辨证治疗。炎性肿块期、脓肿形成期或溃后局部红肿多选用金黄膏、青黛膏等油膏或金黄散、青黛散等散剂水调箍围；脓肿溃后瘘管或窦道形成多选用蘸有八二丹、九一丹等丹药的药线、红油膏纱条等促进脓液引流和疮面生长。唐汉钧等研究报道，选择在肿块初起时以金黄膏外敷，脓成行脓肿切开引流术，术后以药线蘸八二丹、红油膏引流治疗，局限炎症范围，使创面肉芽健康生长，避免假性愈合；对以局部红肿、皮肤灼热明显的患者，采用金黄散水调箍围。林毅等总结报道，运用多种外治法治疗复杂性肉芽肿性小叶乳腺炎，用金黄散箍围治疗肿块期、成脓期和溃破期局部红肿热痛的患者，用四子散（白芥子、紫苏子、莱菔子等）外敷治疗皮色不红、皮温不高的乳房肿块，用蘸有九一丹的药捻放入窦道促进脓液引流和瘘管愈合，灵活运用中医药物配合多种外治方法，达到创伤小、痛苦少、疗程短、复发率低的满意效果。根据文献总结，中医药物外治特色疗法在治疗非哺乳期乳腺炎方面临床疗效确切，根据局部病变特点选择合适的剂型和药物尤为重要。

　　长效类固醇激素曲安奈德或短效类固醇激素地塞米松进行局部封闭，可以通过较高的药物浓度起到强而持久的抗炎作用，促进病损愈合。吴恢升等报道，以地塞米松、曲安奈德联合利多卡因灌洗脓腔并行多点局部药物封闭，120 例肉芽肿性乳腺炎患者中 101 例痊愈（84.2%），随访 30～42 个月后 9 例（8.9%）患者复发，该研究建议曲安奈德总剂量不超过 400 mg、地塞米松不超过 80 mg 以减少药物副作用。刘晓雁等报道，对肿块期、脓肿期和瘘管期的 52 例肉芽肿性小叶乳腺炎患者行曲安奈德为主（20～40 mg）的药物局部封闭治疗，总有效率为 85%，其中对于肿块期的患者疗效最佳，短期内可见明显缩小，而瘘管期行单纯局部封闭很难达到临床痊愈。因此局部封闭的疗效与患者病灶分期相关。

　　药物外治法可加强控制局部炎症反应，减轻局部症状。合理及时地使用药物外治，对非哺乳期乳腺炎的治疗具有重要意义。局部药物外治法可与内治法灵活并用，有效解决非哺乳期乳腺炎的复杂病变。

二、其他外治法

　　除了药物外治法，非哺乳期乳腺炎的外治方法还包括挂线法、拖线法、引流法、搔刮法、垫棉法、针灸疗法等其他类型的外治法，选择多样，应用广泛，具有一定的临床疗效。

（一）挂线法和拖线法

　　挂线法是用药制丝线、纸裹药线、医用药线、橡皮筋等材料引入瘘管，拉紧两端以逐渐切割瘘管或窦道。1958 年顾伯华等报道，将挂线法引入慢性复发性乳腺瘘管伴有乳头内缩患者的治疗，并取得良好疗效。有学者尝试将一次性腰麻管代替丝线用于治疗浆细胞性乳腺炎，于瘘管及病变乳管中置入，完整切除病变乳管及瘘管。拖线法则是以药线贯穿于瘘管、窦道中，通过拖拉引流脓液。陈红风等报道，中药内服配合拖线法等外治法治疗浆细胞乳腺炎，发挥中医药内外合治优势，结果显示根据患者病情配合拖线疗法可减少乳房术后改变。挂线法和拖线法均适用于乳腺瘘管或窦道形成后，尤其对于难治性窦道及瘘管具有一定的疗效优势。

（二）引流法

　　引流法是在脓肿切开或自行溃破后，运用药线或纱条引流等方法使脓液畅流，促进坏死物质排出，促使早日愈合的一种治法。

1. 药线引流　适用于溃疡疮口过小，脓水不易排出者；或已成瘘管、窦道者。药线大多采用桑皮纸、丝绵纸或拷贝纸，按临床实际需要，将纸裁成宽窄长短适度，搓成大小长短不同的线形药线，经过高压蒸气消毒后应用。药线的类别有外粘药物及内裹药物两类，目前临床上大多应用外粘药物的药线。它是借着药物及物理作用，插入溃疡疮孔中，使脓水外流，同时利用药线的线形特点，使坏死组织附着于药线而外出。此外，药线可探查脓肿的深浅。采用药线引流和探查具有方便、痛苦少、患者能自行更换等优点。

外粘药物多用含有升丹成分的提脓祛腐方剂，使用时需注意药线插入疮口中应留出一小部分在疮口之外，并将留出的药线末端向疮口侧方或下方折放，再以膏药或油膏盖贴固定。如脓水已尽，流出淡黄色黏稠液体时，即使脓腔尚深，也不可再插药线，否则影响收口的时间。

2. 纱条引流　适用于溃口较大者，或切开引流术后，或局部切除术后术口敞开者。多用特制的油纱条（红油膏、白玉膏或凡士林等）或生理盐水、乳酸依沙吖啶、碘伏等浸湿无菌纱布制作的药水纱条等，或促进祛腐生肌，或使脓液畅流，达到脓毒外泄、促进伤口愈合的目的。

油纱条具有刺激肉芽组织生长的作用，不同的药物具有不同的作用。脓腐未脱的溃疡初期，或脓水不净、新肉未生的阶段，均可使用提脓祛腐药如红油膏油纱条等进行引流；当脓水将尽、腐脱新生时，可使用生肌收口药物如生肌白玉膏制作的油纱条。

药水纱条多采用0.9%生理盐水、乳酸依沙吖啶溶液、碘伏、康复新液等制作，适用于一般浆液性渗出者。当溃疡脓水较多，或肉芽松浮时，可使用0.9%生理盐水、乳酸依沙吖啶溶液、碘伏等药水纱条引流；当坏死组织脱尽、新生肉芽组织生长时，则可使用康复新液纱条引流。

（三）搔刮法

临床上搔刮法多运用坏死组织堆积的乳腺瘘管，将无菌搔刮器进入窦道内从深处到浅处，多次搔刮，直至将瘘道内的坏死组织彻底清除为止。随着坏死组织和分泌物的清除后，配合使用油膏纱条或三七丹、九一丹等药物，可促进新的肉芽组织生长、加快疮口愈合。林毅等研究报道，将搔刮法作为"提脓祛腐"综合疗法的重要方法之一，用于治疗肉芽肿性乳腺炎。

（四）垫棉法

垫棉法是在即将收口的疮口下方间隙放置多层折叠成块的纱布，用弹力绷带环绕胸部，促进皮肤和新生的肉芽组织贴合，适用于术后或脓肿溃破后瘘管形成的患者。若手术引流后出现袋脓现象或传囊现象，可将垫棉法用于脓腔下方并加压，使脓液不致潴留，避免再次手术。临床研究显示，对于非哺乳期乳腺炎脓肿形成的患者，抽脓后采用垫棉法可减少血肿、感染等。垫棉法具有痛苦小、操作简便的特点，为治疗脓肿期、瘘管期患者提供一种可选择的外治法方案。

（五）刺络拔罐法

刺络拔罐法作为针灸治疗疾病的一种方法，部分医家运用该法治疗非哺乳期乳腺炎，可取得一定的疗效。该法取毫针、梅花针等针具避开乳头乳晕点刺乳房局部病灶，刺络后迅速拔罐，放血时间一般为 2 min 内，观察到新鲜血液流出或血流速度缓慢或血液凝结即可取罐，适用于肿块期的患者，慎用于发热、乳房皮肤溃破、局部血肿严重的患者。丘平等研究报道，采用刺络拔罐法治疗肿块期浆细胞性乳腺炎患者，结合拔罐疗法可促进坏死组织的排出，从而达到消散肿块的目的，治愈率达 95.69%。谭金枝等研究报道，采用刺络拔罐治疗联合中药口服治疗肉芽肿性乳腺炎，复发率降低，具有一定的临床应用价值。刺络拔罐法体现中医特色治疗理念，可选择作为临床的治疗手段。

（六）火针烙法

火针疗法是传统的针灸疗法之一，具有针和灸的双重作用，既有针的刺激又有灸的温热刺激。现代临床研究报道指出，火针可刺激病位，迅速消除或改善局部组织水肿、充血、渗出等病理变化，促进慢性炎症的吸收和受损组织的恢复。临床部分医家将火针烙法引入非哺乳期乳腺炎的治疗，以烧灼至通红的粗火针直刺脓腔或溃口四周，深度以手下落空感为宜，快速刺入后拔出，出针后轻轻挤出脓液和坏死组织。该法适用于脓肿较为表浅的脓肿期、脓肿溃破后溃口愈合不良的瘘管期，慎用于发热、局部血肿严重的患者。林毅对传统火针进行改良，创新运用电火针治疗仪行火针洞式烙口引流术治疗乳腺脓肿，具有出血少、痛苦轻、瘢痕小、疗程短等特点。张蓉等研究报道，采取火针烙法配合中药内服治疗难治性浆细胞性乳腺炎患者，选择电火针以合理的角度和合适的位置进针，可改善患者临床满意度和生活质量评分。彭婧等研究报道，以火针为主的综合疗法治疗脓肿期、溃后期的非哺乳期乳腺炎患者，可提高临床疗效。

非哺乳期乳腺炎的治疗尚处于临床经验阶段，治疗方法不统一。根据非哺乳期乳腺炎发展的各个时期，选择合适的外治法较为重要。外治法局部作用较为显著，可改善局部症状体征，在该病的各个发展阶段均可发挥优势，但在临床选择使用时，应结合自身经验和本科室学科特点，合理选择外治法，进行规范化、有效的治疗。

（冯佳梅　谢　璐　薛佩佩）

参考文献

［ 1 ］胡升芳，陈红风，陆德铭.陆德铭辨治粉刺性乳痈经验［J］.中医文献杂志，2011，29（4）：40-42.

［ 2 ］唐汉钧.粉刺性乳痈诊疗心悟［C］.桂林：第十一届全国中医及中西医结合乳腺病学术会议.2009.

［ 3 ］张卫红，陈红风.陈红风教授治疗肉芽肿性乳腺炎临证经验［J］.云南中医中药杂志，2016，37（7）：6-8.

［ 4 ］张帅，刘胜.顾氏外科三代传承治疗浆细胞性乳腺炎［J］.浙江中医药大学学报，2016，40（10）：747-749.

［ 5 ］孟畑，程亦勤，仇闻群，等.顾氏外科综合外治法治疗120例粉刺性乳痈的临床研究［J］.中华中医药杂志，2021，36（6）：3728-3731.

［ 6 ］瞿文超，万华.万华辨治浆细胞性乳腺炎经验［J］.上海中医药杂志，2010，44（12）：11-12.

［ 7 ］汤佳崧，卞卫和.卞卫和从郁论治浆细胞乳腺炎经验探析［J］.江苏中医药，2019，51（11）：24-26.

［ 8 ］朱晴，刘晓菲，王楠，等.宋爱莉教授治疗肉芽肿性乳腺炎经验拾要［J］.亚太传统医药，2019，15（3）：87-89.

［ 9 ］付娜，吕培文，黄巧，等.吕培文教授以"消、托、补"三法论治粉刺性乳痈的经验［J］.中国医药导报，2021，18（6）：157-160.

［10］张董晓，付娜，高畅，等.燕京外科流派名家内治浆细胞性乳腺炎经验［J］.中华中医药杂志，2020，35（7）：3581-3583.

［11］吴丰雪，易维真.从"肝-脾-肺-肾"探讨肉芽肿性乳腺炎的中医辨治［J］.中医药临床杂志，2021，33（3）：402-405.

［12］白绍锴，侯俊明.基于"整体观念"探讨粉刺性乳痈的中医证治［J］.辽宁中医杂志，2020（9）：1-9.

［13］杜金柱，许斌.柴胡疏肝散加减联合糖皮质激素治疗浆细胞性乳腺炎［J］.中医药临床杂志，2020，32（7）：1310-1313.

［14］冯佳梅，蒋思韵，徐瑞敏，等.清化痰湿方治疗痰湿型粉刺性乳痈临床疗效观察［J］.上海中医药杂志，2016，50（8）：58-59.

［15］顾沐恩，冯佳梅，陈玮黎，等.清化痰湿方合中医外治法治疗粉刺性乳痈30例［J］.上海中

医药大学学报，2013，27（2）：51-53.

［16］高晴倩，万华，吴雪卿，等.清化痰湿方联合盾构切开术对浆细胞性乳腺炎患者术后创面愈合、疾病复发的影响［J］.陕西中医，2020，41（11）：1556-1558.

［17］张军，张卫东，闵美林.清热化痰散结方对非哺乳期乳腺炎患者炎性腺体组织免疫球蛋白G、免疫球蛋白M及血管内皮生长因子水平的影响［J］.河北中医，2020，42（1）：22-26.

［18］柳佳璐，周笛，罗君，等."阳和通腠"思想指导肉芽肿性乳腺炎治疗［J］.中医学报，2021，36（1）：26-29.

［19］中华中医药学会.中医外科临床诊疗指南［M］.北京：中国中医药出版社，2020：41-46.

［20］黄何尘，万华，吴雪卿.中医辨证治疗粉刺性乳痈32例［J］.吉林中医药，2015，35（4）：387-389.

［21］司徒红林，井含光，刘畅，等.林毅运用"燮理阴阳，立法衡通"中医综合疗法辨治肉芽肿性乳腺炎［J］.广州中医药大学学报，2020，37（10）：1999-2003.

［22］李琳，卞卫和.温阳托毒法治疗浆细胞性乳腺炎体会［J］.实用中医药杂志，2008（11）：738-739.

［23］侯浩，潘立群.加减透脓散治疗非哺乳期乳腺炎的临床观察［J］.世界中西医结合杂志，2017，12（2）：230-233.

［24］楼丽华.温阳散结法治疗浆细胞性乳腺炎［J］.浙江中医学院学报，1996（5）：24.

［25］毛娟娟.楼丽华应用阳和汤治疗浆细胞性乳腺炎经验［J］.浙江中西医结合杂志，2009，19（9）：529-530.

［26］赵海军，王月珠，刘少雷，等.自拟温阳破结方缩短肉芽肿性乳腺炎病程的临床研究［J］.河北中医药学报，2014，29（3）：21-23.

［27］张晓清，卞卫和.辨证分期内外合治肉芽肿性乳腺炎临证思路撷要［J］.江苏中医药，2018，50（5）：43-45.

［28］夏亚琳，张馨月，李思雨，等.薛晓红教授对男性浆细胞性乳腺炎的认识及辨治经验［J］.世界科学技术-中医药现代化，2019，21（2）：327-331.

［29］彭佳佳，贾建东.中西医结合治疗肉芽肿性小叶性乳腺炎验案［J］.内蒙古中医药，2021，40（3）：90-91.

［30］YAU FM, MACADAM SA, KUUSK U, et al. The surgical management of granulomatous mastitis［J］. Ann Plast Surg, 2010, 64（1）: 9-16.

［31］BASLAIM MM, KHAYAT HA, AL-AMOUDI SA. Idiopathic granulomatous mastitis: a heterogeneous disease with variable clinical presentation［J］. World J Surg, 2007, 31（8）: 1677-1681.

［32］朱懋光，龙军先.非哺乳期乳腺炎研究进展［J］.中外女性健康研究，2017（16）：15-16.

［33］AL-JARRAH A, TARANIKANTI V, LAKHTAKIA R, et al. Idiopathic granulomatous mastitis: Diagnostic strategy and therapeutic implications in Omani patients［J］. Sultan Qaboos Univ Med J, 2013, 13（2）: 241-247.

［34］严婕.手术联合抗生素治疗浆细胞性乳腺炎的疗效研究［D］.长沙：中南大学，2013.

［35］BLAY J, MEDINA R, RAUSELL N, et al. Unilateral mastitis obliterans presented as a palpable breast mass in a patient with long-standing diabetes mellitus［J］. Breast Dis, 2012, 34（1）: 43-46.

［36］AGHAJANZADEH M, HASSANZADEH R, ALIZADEH S S, et al. Granulomatous mastitis: Presentations, diagnosis, treatment and outcome in 206 patients from the north of Iran［J］. Breast, 2015, 24（4）: 456-460.

［37］BASLAIM M M, KHAYAT H A, AL-AMOUDI S A. Idiopathic granulomatous mastitis: A heterogeneous disease with variable clinical presentation［J］. World J Surg, 2007, 31（8）: 1677-1681.

［38］LI J. Diagnosis and treatment of 75 patients with idiopathic lobular granulomatous mastitis［J］. J Invest Surg, 2019, 32（5）: 414-420.

［39］甘慕哲，高翔.浆细胞性乳腺炎临床病理分析［J］.基层医学论坛，2018，22（26）：3715-3716.

［40］王颀，杨剑敏，于海静.肉芽肿性乳腺炎的诊断与处理原则［J］.中国实用外科杂志，2016，36（7）：734-738.

［41］SUE P, SAHAR M, SALLY R, et al. Corynebacterium species isolated from patients with mastitis［J］. Clinical Infectious Diseases, 2002, 35（11）: 218-219.

［42］TAYLOR GB, PAVIOUR SD, MUSAAD S, et al. A clinicopathological review of 34 cases of inflammatory breast disease showing an association between corynebacteria infection and granulomatous mastitis［J］. Pathology, 2003, 35（2）: 109-119.

［43］DOBINSON HC, ANDERSON TP, CHAMBERS ST, et al. Antimicrobial treatment options for granulomatous mastitis caused by corynebacterium species［J］. J Clin Microbiol, 2015, 53（9）: 2895-2899.

［44］DEHERTOGH DA, ROSSOF AH, HARRIS A A, et al. Prednisone management of granulomatous mastitis［J］. N Engl J Med, 1980, 303（14）: 799-800.

［45］崔仁忠，杨接辉，潘承欣，等.肉芽肿性乳腺炎的6年发病情况及不同治疗方案的临床疗效观察［J］.中国妇幼保健，2016，31（11）：2271-2272.

［46］GOPALAKRISHNAN NC, HIRAN, JACOB P, et al. Inflammatory diseases of the non-lactating female breasts［J］. Int J Surg, 2015, 13: 8-11.

［47］EROZGEN F, ERSOY YE, AKAYDIN M, et al. Corticosteroid treatment and timing of surgery in idiopathic granulomatous mastitis confusing with breast carcinoma［J］. Breast Cancer Res Treat, 2010, 123（2）: 447-452.

［48］KORKUT E, AKCAY MN, KARADENIZ E, et al. Granulomatous Mastitis: A ten-year experience at a University Hospital［J］. Eurasian J Med, 2015, 47（3）: 165-173.

［49］闫云珍，赵海军，李莹，等.地塞米松不同给药方案对肉芽肿乳腺炎的疗效和预后观察［J］.河北医科大学学报，2017，38（4）：471-474.

［50］周晓斌，黄韬.地塞米松在浆细胞性乳腺炎治疗中的应用［J］.实用医技杂志，2011，18（7）：724-725.

［51］杨逸雨.激素联合手术及三联药物联合手术治疗重症肉芽肿性乳腺炎的疗效观察［D］.郑州：郑州大学，2016.

［52］任佳，韦丽光，于红梅，等.地塞米松联合手术治疗对肉芽肿性乳腺炎患者预后的影响［J］.药物生物技术，2019，26（2）：149-152.

［53］闫丽君.三联抗分枝杆菌药物治疗肉芽肿性小叶性乳腺炎合并棒状杆菌感染的临床疗效分

析［D］. 广州：广州中医药大学，2018.

［54］于海静，王顾，杨剑敏，等. 肉芽肿性乳腺炎的临床病理特征及其综合治疗［J］. 中华乳腺病杂志（电子版），2013，7（3）：174-178.

［55］许涛，钱琛. 浆细胞性乳腺炎与结核菌L型感染误诊探讨［J］. 2001.

［56］JOSEPH K A，LUU X，MOR A. Granulomatous mastitis：a New York public hospital experience［J］. Ann Surg Oncol，2014，21（13）：4159-4163.

［57］刘璐. 非哺乳期乳腺炎病因学及临床治疗初步探讨［D］. 济南：山东大学，2017.

［58］王华，张著学，顾丽，等. 抗分枝杆菌药物治疗特发性肉芽肿性乳腺炎的疗效评价［J］. 福建医科大学学报，2019，53（3）：163-167.

［59］中华医学会结核病学分会. 非结核分枝杆菌病诊断与治疗指南（2020年版）［J］. 中华结核和呼吸杂志，2020，43（11）：918-946.

［60］周飞，刘璐，余之刚. 非哺乳期乳腺炎诊治专家共识［J］. 中国实用外科杂志，2016，36（7）：755-758.

［61］蒋国勤，吴浩荣. 三苯氧胺在浆细胞性乳腺炎治疗中的应用［J］. 江苏医药，2006（10）：987-988.

［62］王婷. 浆细胞性乳腺炎临床特点及中医治疗用药规律的分析研究［D］. 北京：北京中医药大学，2016.

［63］WU WM，SUEN JL，LIN BF，et al. Tamoxifen alleviates disease severity and decreases double negative T cells in autoimmune MRL-lpr / lpr mice［J］. Immunology，2000，100（1）：110-118.

［64］汪红才. 三苯氧胺在浆细胞性乳腺炎治疗中的应用［J］. 吉林医学，2012，33（1）：127.

［65］TULI R，O'HARA BJ，HINES J，et al. Idiopathic granulomatous mastitis masquerading as carcinoma of the breast：a case report and review of the literature［J］. Int Semin Surg Oncol，2007，4：21.

［66］陈迪，章乐虹. 类固醇激素联合甲氨蝶呤治疗肉芽肿性小叶性乳腺炎一例［J］. 中华乳腺病杂志（电子版），2010，4（6）：754-756.

［67］AKBULUT S，ARIKANOGLU Z，SENOL A，et al. Is methotrexate an acceptable treatment in the management of idiopathic granulomatous mastitis?［J］. Arch Gynecol Obstet，2011，284（5）：1189-1195.

［68］FREEMAN CM，XIA BT，WILSON GC，et al. Idiopathic granulomatous mastitis：A diagnostic and therapeutic challenge［J］. Am J Surg，2017，214（4）：701-706.

［69］GEOFFREY K. Chronic mastitis［J］. Br J Surg，1923，11（41）：89-121.

［70］顾伯华. 采用挂线疗法治愈慢性复发性乳腺漏管伴有乳头内缩12例病例报告［J］. 上海中医药杂志，1958（9）：18-20.

［71］刘作相，胡家骅，吴澄安. 浆细胞性乳腺炎（附一例报告）［J］. 安医学报，1963（3）：123.

［72］王旭芬，丰美芳. 浆细胞性乳腺炎30例临床分析［J］. 苏州医学院学报，1996（4）：726.

［73］顾斐，邹强. 浆细胞性乳腺炎的诊治：附80例临床分析［J］. 外科理论与实践，2006（2）：156-158.

［74］刘瑾琨，李征毅，于志强，等. 非哺乳期乳腺炎微创手术与综合治疗的临床研究［J］. 深圳中西医结合杂志，2009，19（6）：342-344.

［75］HLADIK M，SCHOELLER T，ENSAT F，et al. Idiopathic granulomatous mastitis：Successful treatment by mastectomy and immediate breast reconstruction［J］. J Plast Reconstr Aesthet Surg，2011，64（12）：1604-1607.

［76］YUAN H，XIE D，XIAO X，et al. The clinical application of mastectomy with single incision followed by immediate laparoscopic-assisted breast reconstruction with latissimus dorsi muscle flap［J］. Surg Innov，2017，24（4）：349-352.

［77］ENNY LE，GARG S，MANJUNATH S，et al. Re-evaluating if observation continues to be the best management of idiopathic granulomatous mastitis［J］. Surgery，2020，167（5）：886.

［78］NEEL A，HELLO M，COTTEREAU A，et al. Long-term outcome in idiopathic granulomatous mastitis：A western multicentre study［J］. QJM，2013，106（5）：433-441.

［79］LEI X，CHEN K，ZHU L，et al. Treatments for idiopathic granulomatous mastitis：Systematic review and meta-analysis［J］. Breastfeed Med，2017，12（7）：415-421.

［80］周飞，刘璐，余之刚. 非哺乳期乳腺炎诊治专家共识［J］. 中国实用外科杂志，2016，36（7）：755-758.

［81］钟少文，李小连，孙杨，等. 肉芽肿性乳腺炎中医外治与手术方法的效果比较［J］. 中国医药导报，2015，12（34）：60-63.

［82］GURLEYIK G，AKTEKIN A，AKER F，

et al. Medical and surgical treatment of idiopathic granulomatous lobular mastitis: A benign inflammatory disease mimicking invasive carcinoma [J]. J Breast Cancer, 2012, 15 (1): 119-123.

[83] AKCAN A, AKYILDIZ H, DENEME MA, et al. Granulomatous lobular mastitis: a complex diagnostic and therapeutic problem [J]. World J Surg, 2006, 30 (8): 1403-1409.

[84] PATEL RA, STRICKLAND P, SANKARA I R, et al. Idiopathic granulomatous mastitis: Case reports and review of literature [J]. J Gen Intern Med, 2010, 25 (3): 270-273.

[85] 于海静, 王颀, 何舟, 等. 218 例肉芽肿性乳腺炎的临床病理特征及分类诊疗 [J]. 中华乳腺病杂志 (电子版), 2018, 12 (2): 84-92.

[86] 王经祥. 扩大切除手术 (WE) 及肿物单纯切除 (EX) 两种治疗方法在肉芽肿性小叶性乳腺炎治疗中的效果观察与探究 [J]. 中国农村卫生, 2020, 12 (16): 20.

[87] ASOGLU O, OZMEN V, KARANLIK H, et al. Feasibility of surgical management in patients with granulomatous mastitis [J]. Breast J, 2005, 11 (2): 108-114.

[88] 韩思佳, 金晓明, 刘臻, 等. 类固醇激素治疗后手术切除与直接扩大切除治疗肉芽肿性小叶性乳腺炎的对比分析 [J]. 中华乳腺病杂志 (电子版), 2018, 12 (6): 373-375.

[89] AL-KHAFFAF B, KNOX F, BUNDRED N J. Idiopathic granulomatous mastitis: a 25-year experience [J]. J Am Coll Surg, 2008, 206 (2): 269-273.

[90] 汪仕辉, 郭小卫. 非哺乳期乳腺炎 50 例临床诊疗体会 [J]. 浙江创伤外科, 2020, 25 (1): 135-136.

[91] 杨长安, 王卿炜, 杨波, 等. 不同方案治疗非哺乳期乳腺炎的疗效分析 [J]. 中国现代医学杂志, 2019, 29 (6): 116-119.

[92] 雷海. 完整解剖区段切除术联合腺体瓣整复术在非哺乳期乳腺炎中的应用研究 [J]. 中国现代手术学杂志, 2020, 24 (3): 166-169.

[93] 刘彦章, 刘皎玲, 陈建安, 等. 超声引导微创旋切术治疗非哺乳期乳腺炎的临床效果 [J]. 中华乳腺病杂志 (电子版), 2018, 12 (6): 360-364.

[94] 程亦勤. 中医扩创引流术及药物外治在粉刺性乳痈脓肿、瘘管期的应用 [J]. 中医外治杂志, 2013, 22 (1): 3-4.

[95] 周杰, 陈周. 持续封闭负压引流术治疗浆细胞性乳腺炎 43 例 [J]. 中国现代普通外科进展, 2018, 21 (9): 739-740.

[96] 周爱萍, 杨帆, 顾玛丽. 48 例肉芽肿性小叶性乳腺炎外科治疗体会 [J]. 中国卫生标准管理, 2019, 10 (24): 46-48.

[97] 李志峰, 孙井军, 仇笛, 等. 手术联合内分泌治疗非哺乳期乳腺瘘管 78 例临床研究 [J]. 南通大学学报 (医学版), 2013, 33 (1): 75-76.

[98] 任泽华. 改良挂线治疗浆细胞性乳腺炎 [J]. 山西职工医学院学报, 2014, 24 (3): 39-40.

[99] 陆娟懿, 瞿文超, 冯佳梅, 等. 盾构切开术治疗复杂性浆细胞性乳腺炎 32 例临床疗效观察 [J]. 上海医药, 2015, 36 (13): 4-7.

[100] 刘娟, 王文艳, 陈龙舟, 等. 腺体瓣成形法在肉芽肿小叶性乳腺炎手术中的应用 [J]. 中国现代普通外科进展, 2019, 22 (10): 805-807.

[101] 郭晨明, 付明刚, 李丹, 等. 138 例非哺乳期乳腺炎临床诊疗分析 [J]. 医学综述, 2015, 21 (6): 1106-1107.

[102] 张军, 姚昶, 张卫东. 手术治疗 30 例非哺乳期乳腺炎探讨 [J]. 江西医药, 2018, 53 (10): 1082-1083.

[103] CHIRAPPAPHA P, THAWEEPWORADEJ P, SUPSAMUTCHAI C, et al. Idiopathic granulomatous mastitis: A retrospective cohort study between 44 patients with different treatment modalities [J]. Ann Med Surg (Lond), 2018, 36: 162-167.

[104] BOUFETTAL H, ESSODEGUI F, NOUN M, et al. Idiopathic granulomatous mastitis: A report of twenty cases [J]. Diagn Interv Imaging, 2012, 93 (7-8): 586-596.

[105] 何春兰, 夏炳兰, 蔡凤林, 等. 环乳晕切口在浆细胞性乳腺炎手术中的临床应用研究 [J]. 中国美容医学, 2014, 23 (10): 784-787.

[106] 吴高春, 张瑞峰. 乳晕旁弧形 + 放射状切口在手术治疗浆细胞性乳腺炎中的应用体会 [J]. 中国继续医学教育, 2017, 9 (17): 131-133.

[107] 李欢, 王世全, 金虹豆. "肿块型"浆细胞性乳腺炎患者治疗的临床体会 [J]. 中国民康医学, 2016, 28 (14): 12-14.

[108] 安林. 乳腺导管扩张症 71 例分析 [J]. 中国民康医学, 2012, 24 (2): 175.

[109] 范凤凤. 乳腺导管扩张症外科切除加矫形的治疗分析 [J]. 全科医学临床与教育, 2014,

12（5）：566-567.

［110］张凯，罗智辉，黄湛，等.外科手术治疗肉芽肿性小叶乳腺炎患者的临床观察［J］.岭南现代临床外科，2019，19（2）：177-181.

［111］ZHANG X，LI Y，ZHOU Y，et al. A systematic surgical approach for the treatment of idiopathic granulomatous mastitis: a case series［J］. Gland Surg，2020，9（2）：261-270.

［112］陈岚，吴桂蓉.肉芽肿性乳腺炎手术时机的选择及其对临床治疗效果的影响［J］.中国实用医药，2018，13（18）：100-101.

［113］孔令伟，马祥君，高雅军，等.浆细胞性乳腺炎治疗时机选择的临床分析［J］.河北医药，2009，31（23）：3206-3207.

［114］孙璐.浆细胞性乳腺炎治疗方式的选择及手术时机的把握［D］.重庆：重庆医科大学，2017.

［115］唐润薇.浆细胞性乳腺炎急性期切开引流术疗效及术后切口愈合影响因素分析［J］.河北医药，2016，38（23）：3627-3629.

［116］吴恢升，伍建春，郑昶，等.120例肉芽肿性乳腺炎保守治疗的临床研究［J］.中国普外基础与临床杂志，2016，23（2）：225-228.

［117］刘晓雁，徐飚，赖米林，等.曲安奈德为主的药物局部封闭治疗肉芽肿性小叶性乳腺炎52例［J］.实用医学杂志，2015，31（23）：3923-3924.

［118］唐汉钧，阙华发，陈红风，等.切开拖线祛腐生肌法治疗浆细胞性乳腺炎148例［J］.中医杂志，2000（2）：99-100.

［119］徐飚，司徒红林，刘晓雁，等.林毅运用中医外治法治疗肉芽肿性小叶性乳腺炎经验介绍［J］.新中医，2020，52（14）：187-189.

［120］杨乐平，胡赟，李伟佐，等.中医外治与激素封闭治疗肉芽肿性乳腺炎的超声与临床疗效比较［J］.现代中西医结合杂志，2017，26（23）：2546-2548.

［121］任泽华.改良挂线治疗浆细胞性乳腺炎［J］.山西职工医学院学报，2014，24（3）：39-40.

［122］陈豪，程亦勤，陈莉颖，等.疏肝清热法结合外治法治浆细胞乳腺炎60例［J］.陕西中医，2014，35（2）：194-195.

［123］徐青，曹永清.拖线法治疗中医外科疾病的研究进展［J］.中华中医药杂志，2016，31（1）：205-207.

［124］李书琪，付娜，高畅，等.燕京外科名家外治经验在浆细胞性乳腺炎溃面治疗上的应用［J］.北京中医药，2020，39（12）：1252-1256.

［125］王永歌.清肝解郁汤加减联合切开引流术治疗浆细胞性乳腺炎的疗效观察［J］.临床医药实践，2020，29（10）：759-761.

［126］关若丹，司徒红林，林毅.林毅教授首创提脓祛腐综合疗法巧治肉芽肿性乳腺炎——典型病案、理论渊源及操作规范［J］.辽宁中医药大学学报，2013，15（1）：159-162.

［127］付娜，张董晓，孙宇建，等.穿刺抽脓联合垫棉绑缚法治疗乳腺脓肿45例［J］.河南中医，2016，36（7）：1183-1184.

［128］丘平，凌文津，李泰萍，等.刺络拔罐放血疗法治疗肿块期浆细胞性乳腺炎93例临床观察［J］.云南中医中药杂志，2017，38（5）：66-67.

［129］谭金枝，何芝，唐情，等.乳意散结汤联合刺络拔罐治疗肉芽肿性乳腺炎临床观察［J］.中国社区医师，2020，36（21）：124-126.

［130］周建英，李梦，朱林林，等.火针作用机理及临床应用概况［J］.辽宁中医药大学学报，2016，18（7）：86-88.

［131］司徒红林，朱华宇，井含光，等.林毅教授应用火针洞式烙口引流术治疗乳腺脓肿经验［J］.中国中西医结合杂志，2021，41（4）：505-507.

［132］张蓉，赛米热·麦尔旦.火针烙法配合中药内服治疗难治性浆细胞性乳腺炎60例临床观察［J］.云南中医中药杂志，2017，38（4）：76-77.

［133］彭婧，李黎靖，刘昕怡，等.火针为主综合治疗非哺乳期乳腺炎30例［J］.安徽中医药大学学报，2020，39（5）：47-50.

第十章

非哺乳期乳腺炎的预防和预后

第一节

非哺乳期乳腺炎的预防

预防非哺乳期乳腺炎的发生有很重要的临床意义。预防手段主要包括严密监测和降低可改变危险因素。本章从调节生活方式、控制原发疾病和生育相关因素等方面，阐述如何降低非哺乳期乳腺炎的发病风险，以达到预防的目的。

一、调节生活方式

在各类急、慢性病的发生发展过程中，不良的生活习惯都起到了一定的作用，因此改变这些生活方式不仅仅可以预防非哺乳期乳腺炎，更可以帮助人们获得更加健康的生活。

（一）控制体重

体重指数（body mass index，BMI）被用作评估肥胖症的指标，研究表明体重指数超常对于非哺乳期乳腺炎的发病有一定程度影响，BMI 增高可明显增加患病风险。研究提示，肥胖是一种低度慢性炎症，脂肪组织过度积累会导致脂肪因子分泌紊乱，大量促炎因子合成释放引发炎症反应。冯凯等回顾性分析经病理确诊的非哺乳期乳腺炎患者 110 例，其中肥胖患者 46 例（41.82%），与健康人群比较差异有统计学意义。上海中医药大学附属曙光医院乳腺科回顾性分析 593 例非哺乳期乳腺炎患者，体重超过正常范围的共 169 例，占 31.20%，Logistic 回归分析结果显示体重超重是非哺乳期乳腺炎发病的独立危险因素。有研究者认为炎症会通过脂肪组织更快地传播，这可能导致肥胖患者的临床表现更为复杂，并使此类患者的复发率更高。所以，保持健康的生活方式，降低脂肪类食物的摄入，控制体重，可以有效预防疾病发生。

（二）戒烟

不同类型的非哺乳期乳腺炎患者吸烟的比例不尽相同。肉芽肿性小叶乳腺炎患者吸烟的比例不等，最高可达 77.8%，导管周围炎的患者吸烟比例亦可达 26%，而 Zuska 病中吸烟的比例可达 75%，这个比例明显高于社会中女性吸烟的比例。吸烟的数量也与本病的发生有一定的关系，有临床研究发现 18 例导管周围乳腺炎患者中有 17 名吸烟大于 10 支 / 日。吸烟可能会损害乳腺上皮细胞，在乳晕下导管处形成一个"塞子"，阻断近端管道，增加了厌氧菌感染的风险。吸烟不仅与非哺乳期乳腺炎的发生密切相关，而且还容易导致该疾病的反复发作。因此，戒烟可减少非哺乳期乳腺炎尤其是 Zuska 病的发病风险。

（三）避免乳房局部外伤

乳房外伤是非哺乳期乳腺炎的病因之一。乳房主要是由乳腺组织和脂肪所构成。外部刺激，包括乳房外伤极易造成乳腺导管上皮损伤，使管腔分泌物溢出至小叶结缔组织，刺激肉芽肿反应并进一步破坏小叶结构，从而促成了非哺乳期乳腺炎的发生。所以，在日常生活中应避免乳房外伤，包括不正确的乳房推拿和不合适的文胸穿戴，可减少非哺乳期乳腺炎的发病风险。

（四）加强乳头卫生护理

正常的乳腺内源性菌群与皮肤菌群相似，包括凝固酶阴性链球菌、棒状杆菌等，可通过乳头溢液、乳腺组织的培养中得到证实。细菌感染是乳腺导管扩张症、乳腺导管周围炎发病的危险因素之一，尤其是厌氧微生物对乳腺炎症的发生起到一定的作用。妊娠期乳汁淤积、乳头的损伤等因素造成细菌侵入乳腺导管，引起继发感染，导致妊娠相关肉芽肿性小叶乳腺炎的发生。一项 720 例肉芽肿性小叶乳腺炎回顾性研究中发现患者中 30% 既往有乳房感染病史，18% 既往有哺乳期乳腺炎病史。在非哺乳期乳腺炎病因学研究中，肉芽肿性小叶乳腺炎的发生可能与棒状杆菌的作用相关，而浆细胞性乳腺炎则与分枝杆菌感染关系更为密切。霉菌以及放射菌只是少部分病例报道，还有待进一步研究。

乳头发育不良是非哺乳期乳腺炎的主要发病原因之一。乳头发育不良者如乳头短平或内陷会使乳腺导管内容物排出不畅，发生积存，进而引起导管上皮细胞的微损伤，从而引发炎症。因此，避免乳头的破损，加强乳头尤其是乳头发育不良者的卫生护理，减少细菌感染的风险，可能降低非哺乳期乳腺炎的发生率。

（五）保持健康的心理

精神压力可以导致多种精神疾病及心身疾病。非哺乳期乳腺炎病因仍不明确，有研究者指出失眠／焦虑为非哺乳期乳腺炎发生的独立危险因素（OR = 4.20，95%CI：1.68～10.48，$P = 0.002$）。失眠、焦虑等精神心理因素能够影响到女性性激素的分泌，从而导致内分泌系统的紊乱引发相关疾病。心理压力过大影响睡眠，长期失眠、睡眠量少、睡眠质量差均会引起机体免疫力下降，从而发生相关心身疾病。既往研究表明，患有精神类疾病使非哺乳期乳腺炎的发生风险增高，当然可能与抗精神类药物使用后出现的副作用有关，但也不能完全排除精神压力对疾病发生产生的作用。心理护理主要要求患者调整自身心态，避免消极情绪，积极面对治疗和护理工作。尽管很难用客观的方法评价心理健康对于非哺乳期乳腺炎的风险降低作用，但是精神压力和诸多慢性疾病息息相关，因此，保持心情愉悦，善于调节自身心理状况和避免压力过大正是目前健康的生活方式中不可或缺的一部分。

二、控制原发疾病

（一）高催乳素血症

非哺乳期乳腺炎与高催乳素血症之间存在密切联系。高催乳血症主要是由于颅内病变（如垂体微腺瘤）、其他内分泌疾病（如原发性甲状腺功能减退症、多囊卵巢综合征、肾上腺瘤）、药物因素（抗精神类药物、利血平等降压药）引起。尤其是5-羟色胺再摄取选择性抑制剂（SSRI），可能会对多巴胺分泌产生干扰，抵消其在抑制催乳素基因表达中的作用，最终导致高催乳素血症。高水平的催乳素可能导致乳汁分泌过多，并可能导致乳腺小叶内的静态分泌产物积聚。这些静态分泌物可能被感染或逃逸到小叶周围的基质中，从而导致了局部的免疫反应和肉芽肿形成。据报道，催乳素水平与其复发也密切相关。Y. Erhan等观察了18例经病理诊断为肉芽肿性小叶乳腺炎的患者，所有患者均接受了手术治疗，结果复发3例，其中两例复发的患者催乳素水平升高。因此对于有高催乳素血症的患者，需要对垂体肿瘤进行筛查，治疗原发疾病，排除药物因素，积极控制血清催乳素水平，从而预防非哺乳期乳腺炎的发生。若非哺乳期乳腺炎患者合并精神类疾病患者，应避免使用可能引起高催素血症的药物，并定期评估催乳素水平。

（二）其他原发疾病

有研究分析了非哺乳期乳腺炎疾病的影响因素，除了年龄、初育年龄等，还指出糖尿病、高血压以及心脏病也是该病的高危因素。文献报道硬化性淋巴细胞性乳腺炎，与糖尿病的视网膜病变、肾病、神经末梢病变等并发症一样，是糖尿病的一种并发症。因此控制糖尿病患者的血糖水平，也是减少硬化性淋巴细胞性乳腺炎发病的重要因素之一。对于有以上疾病家族史的高危人群应更加注意生活方式的调整及改变，定期体检做好筛查和预防，从而可以降低患非哺乳期乳腺炎的风险。

三、生育相关情况

（一）口服避孕药

在肉芽肿性小叶乳腺炎患者中，口服避孕药（oral contraceptive，OCP）的使用比例从 8.3% 至 77% 不等，不少研究者认为口服避孕药是可能的致病因素。口服避孕药引起激素分泌的异常，造成乳腺导管处于脆弱状态，继而诱发对从乳腺导管渗出蛋白质的自身免疫。Murthy 等的研究观察了 3 例疑似肉芽肿性小叶乳腺炎病例，结果发现导管上皮或腺泡上皮的上皮层区域细胞阻塞了导管，导致管腔内容物与基质接触，引起了慢性肉芽肿反应，而这些变化被认为与患者口服避孕药有关。因此，减少 OCP 的使用，可能有助于减少肉芽肿性小叶乳腺炎的发病风险。

（二）妊娠

研究表明，产后 5 年内是非哺乳期乳腺炎的好发时间。在此期间，导管内分泌物外泄可能是引起小叶结缔组织肉芽肿性炎症反应的原因。关于生育次数对非哺乳期乳腺炎发生的影响，冯凯等将 110 例非哺乳期乳腺炎患者与健康人群 110 例进行比较，发现生育次数（OR = 0.42，95%CI：0.27～0.64，P = 0.001）为该病的保护因素，分析其原因是由于生育次数多的女性哺乳次数及时间增加，加强了乳腺导管的疏通，使导管内容物能够充分地排出。因此，生育次数多可能降低该病的发病风险。流产是强制终止妊娠的行为，有研究发现流产会突然改变孕妇的激素水平和免疫状态，这种内部环境的突然变化在非哺乳期乳腺炎的发生发展中起着重要作用。上海中医药大学附属曙光医院乳腺科回顾性分析 593 例非哺乳期乳腺炎患者，广义线性回归分析显示流产是非哺乳期乳腺炎发病的独立危险因素。因此，减少流产次数，或者加强流产后的乳房管理，可降低非哺乳期乳腺炎风险。尽管有些生育因素也许是不能避免的，对于育龄期女性，我们应当做好科普宣教，定期随访，尽量避免可能的诱发因素。

（三）母乳喂养

母乳喂养的益处现在已经得到广泛认同。世界卫生组织将坚持纯母乳喂养 6 个月，提倡母乳喂养 2 年等纳入促进母乳喂养的措施当中。泰勒等研究的患者中有将近 30% 的患者在就诊前一年内有分娩和母乳喂养的经历。非哺乳期乳腺炎症可能是产后残留乳汁所致的免疫反应和局部超敏反应。多项研究表明，肉芽肿性小叶乳腺炎的发生与母乳喂养有关，哺乳时间的延长会导致乳腺导管长期肿胀，增加这些结构受伤和破裂的风险，从而引起肉芽肿反应。因此适当的哺乳时间，回乳后的乳房管理已经越来越受到重视。目前尚无关于哺乳方法、回乳方法等因素与非哺乳期乳腺炎发病之间的关系，所以应当进行母乳喂养因素与发病的相关性研究，明确发病风险，以便能做好积极预防工作。

第二节
非哺乳期乳腺炎的预后

非哺乳期乳腺炎是一种临床反复发作的难治性乳房良性疾病。本病复发率高，病程长，对患者的身心造成极大的负担。因此，了解本病的病程、影响复发的相关因素、进展为乳腺恶性肿瘤的风险，越来越受到临床医生的关注。本章将描述其病程、预后的相关因素以及患者随访管理。

一、病程

自然病程是指不予治疗的情况下自发病至疾病痊愈的时间。Mahlab-Guri K 等报道 4 例未接受任何治疗的特发性肉芽肿性小叶乳腺炎患者 75% 得到完全缓解。Eric C. H. Lai 等回顾性分析 9 例经组织病理学诊断为特发性肉芽肿性小叶乳腺炎的患者，其中 8 例患者未给予任何药物或手术治疗，严密定期监测，平均病程为 14.5 个月，50% 的患者在 15 个月内自发完全消退。一项纳入了 474 例肉芽肿性小叶乳腺炎的临床研究中，15.1% 的患者未接受治疗，9 个月内病情自行治愈。Bilal Al-Khaffaf 等回顾分析了 18 例肉芽肿性小叶乳腺炎患者，病程从 11 周到 105 周不等，并且没有受到任何治疗方式的影响。因此只进行临床观察随访也可作为选择方式之一。不过也有研究者认为临床观察随访需要评估病情的严重程度，建议对于那些肿块较小（肿块大小为 1～2 cm 的单发病灶或多发小病灶）、症状较轻的患者才能只单纯观察，而范围较大或多发病灶甚至出现并发症者仍然需要药物或手术介入。

临床上大部分病例均接受了药物或手术治疗，其病程长短不一。上海中医药大学附属龙华医院中医外科总结了 1993 年 1 月至 2004 年 2 月收治的 149 个浆细胞性乳腺炎住院病例，全都采用中医药内外综合治疗：其中服用中药汤剂治疗有 117 例，另外 32 例由于病变范围局限于乳晕部且深度也浅，予清热败毒饮；7 例仅采用中医药外治，脓肿期或瘘管期患者以手术、外治为主，最后痊愈 126 例，好转 20 例，平均住院天数 54.3 日。山东中医药大学附属医院乳腺外科对 2000 年 1 月至 2010 年 12 月间收治的 101 例浆细胞性乳腺炎患者均采用中西医结合治疗，根据临床分期分别施行乳管切除术、乳腺区段切除术、乳晕部瘘管切除术、全部或大部皮下腺体切除术和乳头矫形术，术后服用疏肝清热、利湿消肿中药，结果治疗时间是 4～33 日，平均 12.4 日。上海中医药大学附属曙光医院乳腺科采用"疏肝活血法""清化痰湿法"的中药内治法联合手术治疗 593 例非哺乳期乳腺炎患者，平均痊愈时间为 35 日。一项来自新加坡的 11 年回顾性研究中，其中 110 名（97.3%）肉芽肿性小叶乳腺炎患者接受了非手术治疗（泼尼松和抗微生物药物），泼尼松和抗微生物药物平均治疗时间分别为 17.3 日和 3.6 日，结果显示 103 例（91.2%）病情好转，中位痊愈时间为 14.5 个月。Prakasit Chirappapha 等回顾性研究了 39 例肉芽肿性小叶乳腺炎患者，接受了不同的治疗方法，整体中位愈合时间为 84 日，手术、类固醇和其他治疗的中位愈合时间分别为 75 日、114.5 日和 238 日。Hakan Yabano glu 等分析了保守治疗和手术治疗的疗效，接受手术治疗的患者治愈时间为 1.53 ± 0.67 个月，而保守治疗是 5.21 ± 2.01 个月。相比较保守治疗，手术治疗病程缩短，患者恢复更快，可获得更好生活质量，不过也会带来手术创伤、乳房外形的改变等，因此选择合适的治疗方法需考虑患者的疾病分期、病理分型等特点以及经济社会心理学因素，从而达到缩短病程，提高治愈率，减少外形改变的目的。

二、预后的影响因素

治疗非哺乳期乳腺炎的目的之一是减少疾病的复发。因此，其预后评价主要是复发的风险。明确复发的定义对于研究复发的影响因素至关重要。了解影响复发的危险因素可帮助做到早监测、早干预，减少反复破溃对乳房外形的损伤，缩短病程。

（一）复发的定义

据文献报道，非哺乳期乳腺炎的复发率可从 5% 到 50%，部分地区经过手术切除后复发率仍可达 50%。早期的学者研究非哺乳期乳腺炎主要为小病例数的报道，很少提及痊愈和复发的定义或标准。近年来才开始着眼于随机对照试验、队列研究、病例-对照等临床研究，并在研究中自定义了痊愈和复发的标准。不同的文献标准不一。大多数文献均认为病情缓解后症状、体征或疾病的再次出现为复发，对于病情缓解也就是痊愈的标准并没有确切的描述。Fatih Altintoprak 等将非哺乳期乳腺炎治疗的结局分为"完全治愈""不完全治愈""稳定""恶化"，或者"复发"，其中皮肤变化完全改善的患者被认为是"完全治愈"。上海中医药大学附属龙华医院根据疾病的发病症状，认为肿块及疼痛消失，瘘管、创面愈合为痊愈。还有学者定义了时间，伤口、脓腔及窦道愈合后 3 个月无复发为治愈。Erdal Uysal 进行荟萃分析时以肉芽肿性小叶乳腺炎临床征象是否缓解作为评价痊愈和复发的标准，完全治愈为皮肤变化完全缓解，患侧乳腺炎征象完全消失，瘘管不活动，溃口及糜烂的皮肤愈合；复发指完全缓解后，再次出现炎症性皮肤改变、肿块、溃疡和瘘。Qing Ting Tan 等在肉芽肿性小叶乳腺炎 11 年的回顾性研究中，则引入影像学的表现作为评价标准，痊愈定义为临床症状缓解和（或）放射学上病灶的缓解，认为最初症状消失后再次出现肉芽肿性小叶乳腺炎的症状为局部复发。

目前文献中定义主要以症状的再次出现为主，症状消失后多长时间再次出现才算复发意见不一。肿块、溃疡、瘘、皮肤改变等临床炎症症状完全消失和（或）放射学上病灶的缓解后，再次出现临床炎症症状定义为复发则更为接近临床实际。

上海中医药大学附属曙光医院在前期的研究中将患乳原有肿块消失，无疼痛，瘘管消失、术后疮面愈合（创口闭合，无红肿渗出）定义为痊愈。随着临床研究深入，我们根据痊愈后乳房炎症症状的再次出现部位的不同将复发进行分类。同侧乳房原切口或原象限上出现临床炎症症状可被认为是真正的复发；同侧乳房不同象限或较远位置出现临床炎症症状则是第二复发；若是同侧整个乳房出现弥漫性的炎症症状，则可定义为弥散复发。这三种复发类型是否与原发病变的部位、炎症严重程度、病理类型等有关，还期待有更多的临床试验去进行研究。

（二）影响复发的危险因素

影响非哺乳期乳腺炎的复发危险因素可能是：患者年龄、哺乳时间、避孕方法、吸烟等人口学特征；乳房肿块、疼痛、脓肿和瘘管的形成等临床特征；病原体感染；抗微生物药物、类固醇激素、手术等治疗方式。

1. 人口学特征　包括年龄、口服避孕药史、哺乳时间、生育次数、首次生产时间、吸烟、体重指数（BMI）、母乳喂养习惯以及胸罩佩戴方法等。

一项土耳其多中心的回顾性研究共入组了 720 名肉芽肿性小叶乳腺炎患者，首次复发率为 17%，分析结果发现复发与是否有过妊娠史、有无母乳喂养以及吸烟有关系，但与是否有慢性系统性疾病、口服避孕药、教育情况、居住地等无明显相关。该研究并未明确记录生育次数、母乳喂养时间，且没有统一的治疗方式，造成了研究的局限性。

另一项研究中，Tonguç Utku Yılmaz 等入组了 2008 年至 2014 年 58 例经粗针穿刺病理诊断为肉芽肿性小叶乳腺炎的患者。所有患者服用 3 个月的类固醇激素（30 mg / 日）后接受手术切除，术后随访至少 2 年。根据有无复发分为两组，结果发现生育次数大于 2 个，母乳喂养时间超过 18 个月，BMI 大于 30 是临床复发相关危险因素。该研究入组患者大多有妊娠和哺乳史，研究者认为生育和哺乳后导致的激素变化以及导管内的分泌物增多，可能会造成肉芽肿性小叶乳腺炎的反复发作。体重指数被用作肥胖症的指标，研究者认为炎症通过脂肪组织传播更快，这可能导致肥胖患者的临床表现更为复杂，并使此类患者的复发率更高。但是该研究复发组的患者只有 8 例，无法进行回归分析。

一项多中心数据库的 10 年回顾性研究多因素逻辑回归分析表明，吸烟是肉芽肿性小叶乳腺炎复发的独立危险因素。Armina Azizi 等在回顾性分析中发现疾病复发和乳腺癌家族史、口服避孕药的使用、妊娠史、哺乳史、糖尿病之间没有显著相关性。

关于这些人口学特征是否与非哺乳期乳腺炎的复发相关，目前仍是研究热点。确定与非哺乳期乳腺炎相关的人口学特征，分析其对复发的影响，进行提早干预，可能有助于减少治疗后的复发。

2. 临床特征　包括乳房疼痛程度、肿块大小、脓肿和瘘管的存在、是否为多灶性等。

来自新加坡的一项 11 年回顾性分析（2006—2016 年），纳入了 113 例经组织学诊断为肉芽肿性小叶乳腺炎的患者，其中 20 例（17.7%）发生了复发。采用单变量逻辑回归分析来评估人口学特征、临床症状、治疗方式与复发之间的预测关系，结果提示：皮色发红、皮温升高、皮肤增厚等有皮肤改变的患者增加了复发的风险（OR = 1.50，95%CI：0.504～4.463）；乳房疼痛使复发的风险增加了 2 倍（OR = 2.0，95%CI：0.609～6.568）；局部出现乳腺瘘管显著增加了复发的风险（OR = 4.39，95%CI：0.579～33.274）。临床表现中局部炎症的症状增加了复发的风险，因此在治疗过程中要密切监视这些炎症症状。

Tonguç Utku Yılmaz 在研究中认为瘘管的存在、超声提示有脓腔更容易出现复发，并将相关危险因素（生育次数大于 2 个、BMI 大于 30、母乳喂养时间超过 18 个月，瘘管的存在、超声提示脓肿、病理上炎症评分）赋予一定分数，形成严重程度评分系统，结果发现患者严重程度评分与复发具有显著相关。

Armina Aziz 等回顾了 474 例肉芽肿性小叶乳腺炎的临床表现，预测其复发因素。研究中复发被定义为在缓解后再次出现肉芽肿性小叶乳腺炎的体征或症状，并经组织病理学证实。结果总复发率为 24.8%。研究分析了七项临床症状和体征与复发之间的关系，包括皮红、疼痛、可触及肿块、乳头内缩、乳头溢液、关节疼痛、皮肤破溃，结果只有皮肤破溃与复发显著相关（OR = 1.83，95%CI：0.12～3.00；P = 0.01）。

有研究者在比较药物和手术治疗疗效时发现触诊时乳房肿块的数量是唯一与肉芽肿性小叶乳腺炎复发相关的因素（OR = 24.67，95%CI：2.2～269.3）。

非哺乳期乳腺炎出现脓肿或皮肤炎症改变等表现增加了复发风险。炎症反应所引起的乳房红肿表现可能代表更亢进的自身免疫应答，这类患者在初始的症状消退后应密切监测，防微杜渐。还有研究学者认为这种情况的出现可能是由于最初误诊为细菌性乳腺炎或脓肿而被忽视治疗，导致长期的慢性乳房炎性改变。

3. **棒状杆菌感染**　来自香港的一个多中心临床数据库 10 年研究，纳入了经活检证实为肉芽肿性小叶乳腺炎的 102 例患者，11.8% 患者出现复发。其中对 63 名患者的脓液进行了细菌培养，结果 8 名患者培养出棒状杆菌，另外 4 名患者培养出其他细菌。单因素分析表明，棒状杆菌的存在是复发的重要预后因素，随后的多因素逻辑回归分析表明，分离出棒状杆菌是疾病复发的独立危险因素（P < 0.05）。来自新加坡的一项多中心回顾性研究结果发现 4 例（20%）复发患者细菌培养呈阳性，均培养出棒状杆菌，棒状杆菌感染的患者其复发风险高出 2.64 倍。根据细菌培养结果选择敏感抗微生物药物，可能是非哺乳期乳腺炎患者更有效的初始治疗方法，这样可能会减少复发的风险。

4. **治疗方式**　包括抗微生物药物、类固醇、手术等治疗方式。

非哺乳期乳腺炎的治疗选择和顺序与临床预后具有一定的相关性。多项研究结果显示广泛的手术切除降低了复发率。Seetharam Prasad 等纳入 73 名被诊断为特发性肉芽肿性小叶乳腺炎的患者，其中 59 例主要通过外科手术处理（33 例接受肿块切除或广泛切除，26 例接受了切开引流术），结果显示经肿块切除或广泛切除治疗的患者复发率最低（18.18%）。也有其他一些研究结果显示手术治疗可增加复发率。Sung Mo Hur 等将类固醇治疗和手术治疗肉芽肿性小叶乳腺炎的疗效进行比较，发现手术切除后的复发率更高，主要原因是肉芽肿性小叶乳腺炎病变倾向于弥散分布，没有清晰的边界将其与正常组织分开，导致不完全的手术切除造成了手术后的高复发率。Fatih Altintoprak 等观察了 52 例仅接受局部类固醇治疗的患者，平均随访 37.2 个月（12～72 个月），结果发现仅有 3 例复发（3 / 28）。也有研究结果显示，药物治疗和手术治疗对于肉芽肿性小叶乳腺炎的复发没有显著差异。

Xin Lei 等进行了荟萃分析，评估肉芽肿性小叶乳腺炎患者不同治疗方法的完全缓解 / 痊愈率（CR）和复发率。三种治疗方法（手术治疗、口服类固醇、口服类固醇 + 手术治疗）的 CR 分别为 90.6%、71.8%、94.5%，复发率分别为 6.8%、20.9%、4.0%。手术治疗的 CR 高，适用于需要病情快速缓解的患者。对于担心手术瘢痕的患者，口服类固醇也是一个可接受的选择。口服类固醇和手术治疗的 CR 高，复发率低，是治疗肉芽肿性小叶乳腺炎最有效的方法。Hasan Karanlik 等也建议将类固醇疗法加手术作为肉芽肿性小叶乳腺炎的一线治疗。研究中类固醇治疗后接受广泛手术切除的患者未见复发，对照组 23 名患者仅接受类固醇治疗复发率为 30%。另有研究者分析了经组织学诊断为肉芽肿性小叶乳腺炎的 74 例患者，仅手术组复发率为 4%，类固醇治疗加手术组没有复发。研究者认为类固醇疗法减小病变范围和严重程度，允许进行更保守的手术，潜在地减小手术瘢痕的大小，降低了复发率，有效治疗了肉芽肿性小叶乳腺炎。因此，系列研究表明在进行外科手术之前应用类固醇激素治疗是有益的。

Bellavia 等认为与长期使用抗抑郁药有关的肉芽肿性小叶乳腺炎患者，催乳素水平可能对复发有重要的影响，在催乳素水平高的情况下，药物控制催乳素水平可明显减少复发的风险。关于其他的药物治疗方法与复发率之间的关系，Erdal Uysal 等研究发现镇痛药、草药、降压药或抗糖尿病药物与肉芽肿性小叶乳腺炎复发之间无任何关系。非哺乳期乳腺炎的临床过程很复杂，每种治疗策略的复发率也不同，需要更多的研究来探索病因并优化治疗。

三、是否会进展为乳房恶性肿瘤的风险

非哺乳期乳腺炎总体预后良好，经保守治疗或手术治疗，病情均可缓解或治愈。慢性炎症可能会导致恶性肿瘤，但长期的乳腺炎症刺激是否会导致乳房恶性肿瘤仍存在争论。关于发病机制方面，搜索任何关于感染而导致乳腺癌的文献，只有一项研究揭示了小鼠乳腺肿瘤病毒引起的感染可诱发乳腺癌的发病机制，但仍然处于研究的早期阶段。

目前对非哺乳期乳腺炎与乳腺癌风险的关系知之甚少。F. LIMAIEM、Luqman Mazlan、Handley WS、Hasan Çalış 等分别报道了肉芽肿性小叶乳腺炎与乳房恶性肿瘤共存的病例。Luqman Mazlan 报道一例 34 岁女性，右乳肿胀，脓肿反复发作 8 年，其间曾行三次组织活检证实为慢性肉芽肿性小叶乳腺炎，同时经过抗微生物药物、大剂量泼尼松和切开引流治疗，病情均改善。后因发现颅脑的转移性恶性肿瘤对右乳再次进行组织活检，结果显示了右乳浸润性导管癌。这是一例长期多次经活检诊断为肉芽肿性小叶乳腺炎，之后发现恶性肿瘤的病例。另外还有 3 例病例报道均是在组织活检时发现乳腺炎症与恶性肿瘤同时存在。分析两者共存的情况可能的原因为患者一开始即为乳腺癌，却被误诊为肉芽肿性小叶乳腺炎；在同一乳房中出现乳腺癌第二个独立病理类型；肉芽肿性小叶乳腺炎的慢性炎症导致不典型增生和随后出现恶性的改变。同时也说明了如果病理上存在肉芽肿性炎症，可能增加鉴别和诊断乳腺恶性肿瘤的困难。在非手术治疗无效的情况下，

需要进行反复的组织活检，同时也要定期监测随访，进行乳房体格检查和必要的影像学检查。

Peters F 等对 277 例非哺乳期乳腺炎患者在发病后 1 年内进行筛查，结果共有 5 例发生非炎性乳腺癌，而且肿瘤病灶远离感染病灶的位置，与普通人群对比，标准化发病率为 37.8（95%CI：12.3～88.1），即风险增加 37 倍。不过关于本临床研究的选择偏倚仍有争议，因此建议非哺乳期乳腺炎仍需长期监测随访。

另外一项来自以我国台湾地区人群为基础的队列研究也评估了患有非哺乳期乳腺炎的妇女发生乳腺癌的风险。研究利用台湾地区健康保险研究数据库纳入了在 2000 年至 2011 年 3 091 名曾患有非哺乳期乳腺炎的妇女，并按年龄、社会经济状况和共存疾病进行了 1：4 的倾向评分匹配，确立了 12 364 名不曾患非哺乳期乳腺炎的女性。研究中使用的综合统计方法解释了潜在的混杂因素，如社会经济、人口学、性激素类药物和已知与乳腺癌风险增高相关的共存疾病，如高血压、慢性阻塞性肺疾病、甲状腺疾病等，但没有考虑吸烟和饮食、家族史和生育状况等因素。结果发现非哺乳期乳腺炎女性的平均年龄为 37.9 岁；这些女性的乳腺癌风险高于对照组（OR = 1.94，95%CI：1.3～2.90）。非哺乳期乳腺炎和对照组的乳腺癌发病率分别为每 10 000 人每年 14.79 人和 7.57 人。此外，非哺乳期乳腺炎是年龄小于 50 岁、社会经济地位较低和服用性激素类药物的女性患乳腺癌的一个危险因素（$P < 0.05$）。非哺乳期乳腺炎发作次数越多的女性患乳腺癌的风险更高。不过这项研究也存在局限性，纳入标准中疾病的诊断采用 ICD 编码，并不能识别非哺乳期乳腺炎的实体和病因，并将非哺乳期乳腺炎的定义为产后 1 年出现的乳腺炎，因此可能会将哺乳期乳腺炎误纳进去。这项研究结果提示了非哺乳期乳腺炎患乳腺癌的风险明显高于没有患非哺乳期乳腺炎的女性。临床中对于非哺乳期乳腺炎是否会进展为恶性肿瘤应引起重视，须对此类患者进行密切随访。

因此，深入揭示非哺乳期乳腺炎与恶性肿瘤两者之间的关系需要更多的临床研究以及乳腺癌的相关机制研究。

四、对侧乳房再发风险

非哺乳期乳腺炎通常为单侧发病，也有文献报道双侧受累的病例。如果能发现双侧发病的危险因素，就可在临床诊疗中指导预防对侧发病或是进行提前干预，并指导调整治疗方案，寻找最佳治疗方式。

Mehmet Velidedeoglu 等回顾性分析了 10 例经组织学诊断为双侧肉芽肿性小叶乳腺炎的患者，对侧乳房受累的平均时间为 15.6 个月，平均发病年龄为 38.4 岁，其中 6 名患者有吸烟史，研究者认为吸烟可能延迟恢复和扩大发病范围，并累及对侧乳房。10 例患者都至少有一次复发，大多数患者对各种治疗方式反应不充分或没有反应，并有伤口延迟愈合的倾向。与单侧发病相比，双侧发病有更高的复发率和更大的耐药性。

上海中医药大学附属曙光医院乳腺科回顾分析了接受手术治疗且经组织学诊断为非哺乳期乳腺炎的 926 例患者，其中双侧发病率占 10.2%，至对侧发病时间为 40.5 个月。将所有患者分为单侧发病组及双侧发病组，组间比较临床特征结果发现：精神类疾病史、精神类药物史、溴隐亭药物史、首发症状乳房肿块、查体双侧乳头凹陷、查体乳房结块 ≥ 2 个象限、查体乳房溃口 ≥ 2 个、血白细胞升高、三酰甘油升高、CD4 降低存在较高双侧发病风险。双侧发病组切口愈合时间较单侧发病组更长（$P < 0.05$），术后 10 年内复发率较单侧发病组稍高，具有难愈易复发特点。

五、随访

非哺乳期乳腺炎预后主要评价的是局部复发、对侧再发以及是否会进展为恶性肿瘤的风险。随访可了解非哺乳期乳腺炎患者的复发和对侧再发的情况，观察远期疗效和转归，指导患者康复，做到早监测、早干预。

目前最佳随访时间以及监测项目方面尚无共识。复发是非哺乳期乳腺炎预后主要考虑的因素，有作者报道非哺乳期乳腺炎在某些情况下 12 个月后仍有可能出现复发，因此建议随访期至少为 1 年。有研究者认为需要长期随访，发病后每隔 1 到 3 个月定期乳腺超声检查；在伤口愈合后，最好进行 6 个月的随访；痊愈后，建议每年进行乳房检查。上海中医药大学附属曙光医院乳腺科随访了 918 例经病理诊断为非哺乳期乳腺炎患者，痊愈后共有 30 例患者复发，复发率为 3.27%，复发的中位时间为 12 个月，最小值 4 个月，最大值 69 个月，其中 96.67% 的患者复发于痊愈后 2 年内，尤其在愈后 1 年内（66.66%）。Nicolas Gautier 等认为 MRI 对于评估炎症程度很有价值，为接受治疗的患者提供可靠且可重复的成像测试，明确描绘了治疗后可能残留的病灶，因此 MRI 检查可能对于随访和监测有重要应用价值。对于有高催乳素血症或者垂体腺瘤的患者，还需要定期监测催乳素水平。

根据非哺乳期乳腺炎的复发时间和可能进展为乳房恶性肿瘤的风险，结合美国国立综合癌症网络（NCCN）指南中对于乳腺癌患者随访的指导，我们建议在痊愈后 2 年内每 3 个月进行临床检查和乳腺超声，2 年后延长至半年一次，同时每年进行乳腺 MRI。

（高晴倩　赵晓玲　丁思奇）

参考文献

［1］杨琳，高晴倩，冯佳梅，等.体重指数与浆细胞性乳腺炎发病的关系［J］.中国煤炭工业医学杂志，2013，16（6）：878-879.

［2］刘璐，周飞，于理想，等.非哺乳期乳腺炎临床特征及危险因素分析［J］.中国实用外科杂志，2016，36（7）：774-777.

［3］NELSON L R，BULUN SE. Estrogen production and action［J］. J Am Acad Dermatol，2001，45（3 Suppl）：S116-S124.

［4］李金玲，王心妹，冯凯，等.非哺乳期乳腺炎的病因学、治疗与护理［J］.河北医药，2020，42（1）：154-156.

［5］BANI-HANI K E，YAGHAN R J，MATALKA I I，et al. Idiopathic granulomatous mastitis：time to avoid unnecessary mastectomies［J］. Breast J，2004，10（4）：318-322.

［6］AL-KHAFFAF B，KNOX F，BUNDRED N J. Idiopathic granulomatous mastitis：a 25-year experience［J］. J Am Coll Surg，2008，206（2）：269-273.

［7］TAFFURELLI M，PELLEGRINI A，SANTINI D，et al. Recurrent periductal mastitis：Surgical treatment［J］. Surgery，2016，160（6）：1689-1692.

［8］DIXON J M，RAVISEKAR O，CHETTY U，et al. Periductal mastitis and duct ectasia：Different conditions with different aetiologies［J］. Br J Surg，1996，83（6）：820-822.

［9］SALEHI M，SALEHI H，MOAFI M，et al. Comparison of the effect of surgical and medical therapy for the treatment of idiopathic granulomatous mastitis［J］. J Res Med Sci，2014，19（Suppl 1）：S5-S8.

［10］ILLMAN JE，TERRA SB，CLAPP A J，et al. Granulomatous diseases of the breast and axilla：Radiological findings with pathological correlation［J］. Insights Imaging，2018，9（1）：59-71.

［11］BAKARIS S，YUKSEL M，CIRAGIL P，et al. Granulomatous mastitis including breast tuberculosis and idiopathic lobular granulomatous mastitis［J］. Can J Surg，2006，49（6）：427-430.

［12］CSERNI G，SZAJKI K. Granulomatous lobular mastitis following drug-induced galactorrhea and blunt trauma［J］. Breast J，1999，5（6）：398-403.

［13］冯凯，韩猛，王心妹，等.非哺乳期乳腺炎发病高危因素的病例-对照研究［J］.现代生物医学进展，2018，18（11）：2190-2193.

［14］关青青.祛腐生肌法治疗非哺乳期乳腺炎溃后期疗效观察［D］.北京：北京中医药大学，2018.

［15］曹雨晴.浆细胞性乳腺炎术后护理体会［J］.中国冶金工业医学杂志，2019，36（2）：230-231.

［16］COBO F. Breast abscess due to Actinomyces turicensis in a non-puerperal woman［J］. Enferm Infecc Microbiol Clin（Engl Ed），2018，36（6）：388-389.

［17］DESTEK S，GUL V O，AHIOGLU S，et al. Pituitary adenoma and hyperprolactinemia accompanied by idiopathic granulomatous mastitis［J］. Case Rep Endocrinol，2017，2017：3974291.

［18］TARIQ M U，DIN N U，AHMAD Z，et al. Papillary craniopharyngioma：A clinicopathologic study of a rare entity from a major tertiary care center in Pakistan［J］. Neurol India，2017，65（3）：570-576.

［19］NIKOLAEV A，BLAKE C N，CARLSON D L. Association between hyperprolactinemia and granulomatous mastitis［J］. Breast J，2016，22（2）：224-231.

［20］ORAN ES，GURDAL SO，YANKOL Y，et al. Management of idiopathic granulomatous mastitis diagnosed by core biopsy：A retrospective multicenter study［J］. Breast J，2013，19（4）：411-418.

［21］BROWN KL，TANG PH. Postlactational tumoral granulomatous mastitis：A localized immune phenomenon［J］. Am J Surg，1979，138（2）：326-329.

［22］MURTHY MS. Granulomatous mastitis and lipogranuloma of the breast［J］. Am J Clin Pathol，1973，60（3）：432-433.

［23］Goldman M，Selke HM，Pardo I，et al. Idiopathic granulomatous mastitis in Hispanic women — Indiana，2006-2008［J］. MMWR Morb Mortal Wkly Rep，2009，58（47）：1317-1321.

［24］AKBULUT S，ARIKANOGLU Z，SENOL A，et al. Is methotrexate an acceptable treatment in the management of idiopathic granulomatous mastitis? [J]. Arch Gynecol Obstet, 2011, 284 (5): 1189-1195.

[25] 薛宏凤, 刘欢, 刘岩, 等. 益生菌对哺乳期乳腺炎的预防与治疗作用[J]. 中华临床医师杂志 (电子版), 2019, 13 (10): 775-777.

[26] DIXON J M. Periductal mastitis / duct ectasia [J]. World J Surg, 1989, 13 (6): 715-720.

[27] AKBULUT S, SAHIN T T. Re: Factors related to recurrence of idiopathic granulomatous mastitis: What do we learn from a multicentre study? [J]. ANZ J Surg, 2020, 90 (7-8): 1527-1528.

[28] MATHELIN C, RIEGEL P, CHENARD M P, et al. Granulomatous mastitis and corynebacteria: clinical and pathologic correlations [J]. Breast J, 2005, 11 (5): 357.

[29] 屠道远, 甄林林, 李振, 等. 非哺乳期乳腺炎病因学研究进展[J]. 中华乳腺病杂志 (电子版), 2018, 12 (1): 55-59.

[30] Mathelin C, Riegel P, Chenard MP, et al. Granulomatous mastitis and corynebacteria: Clinical and pathologic correlations [J]. The Breast Journal, 2005, 11 (5): 357.

[31] AL-KHAFFAF B, KNOX F, BUNDRED N J. Idiopathic granulomatous mastitis: A 25-year experience [J]. J Am Coll Surg, 2008, 206 (2): 269-273.

[32] KARANLIK H, OZGUR I, SIMSEK S, et al. Can steroids plus surgery become a first-line treatment of idiopathic granulomatous mastitis? [J]. Breast Care (Basel), 2014, 9 (5): 338-342.

[33] KOK K Y, TELISINGHE P U. Granulomatous mastitis: Presentation, treatment and outcome in 43 patients [J]. Surgeon, 2010, 8 (4): 197-201.

[34] LAI E C, CHAN WC, MA TK, et al. The role of conservative treatment in idiopathic granulomatous mastitis [J]. Breast J, 2005, 11 (6): 454-456.

[35] SARAIYA N, CORPUZ M. Corynebacterium kroppenstedtii: A challenging culprit in breast abscesses and granulomatous mastitis [J]. Curr Opin Obstet Gynecol, 2019, 31 (5): 325-332.

[36] TAN QT, TAY SP, GUDI MA, et al. Granulomatous mastitis and factors associated with recurrence: An 11-year single-centre study of 113 patients in Singapore [J]. World J Surg, 2019, 43 (7): 1737-1745.

[37] AZIZI A, PRASATH V, CANNER J, et al.

Idiopathic granulomatous mastitis: Management and predictors of recurrence in 474 patients [J]. Breast J, 2020, 26 (7): 1358-1362.

[38] LEI X, CHEN K, ZHU L, et al. Treatments for idiopathic granulomatous mastitis: Systematic review and meta-analysis [J]. Breastfeed Med, 2017, 12 (7): 415-421.

[39] AGHAJANZADEH M, HASSANZADEH R, ALIZADEH S S, et al. Granulomatous mastitis: Presentations, diagnosis, treatment and outcome in 206 patients from the north of Iran [J]. Breast, 2015, 24 (4): 456-460.

[40] ALTINTOPRAK F, KIVILCIM T, YALKIN O, et al. Topical steroids are effective in the treatment of idiopathic granulomatous mastitis [J]. World J Surg, 2015, 39 (11): 2718-2723.

[41] DENG J Q, YU L, YANG Y, et al. Steroids administered after vacuum-assisted biopsy in the management of idiopathic granulomatous mastitis [J]. J Clin Pathol, 2017, 70 (10): 827-831.

[42] CHIRAPPAPHA P, THAWEEPWORADEJ P, SUPSAMUTCHAI C, et al. Idiopathic granulomatous mastitis: A retrospective cohort study between 44 patients with different treatment modalities [J]. Ann Med Surg (Lond), 2018, 36: 162-167.

[43] MAHLAB-GURI K, ASHER I, ALLWEIS T, et al. Granulomatous lobular mastitis [J]. Isr Med Assoc J, 2015, 17 (8): 476-480.

[44] HUR SM, CHO DH, LEE SK, et al. Experience of treatment of patients with granulomatous lobular mastitis [J]. J Korean Surg Soc, 2013, 85 (1): 1-6.

[45] INDIK S, GUNZBURG WH, KULICH P, et al. Rapid spread of mouse mammary tumor virus in cultured human breast cells [J]. Retrovirology, 2007, 4: 73.

[46] NOLAN J, DUNNE SS, MUSTAFA W, et al. Proposed hypothesis and rationale for association between mastitis and breast cancer [J]. Med Hypotheses, 2020, 144: 110057.

[47] CHANG CM, LIN MC, YIN WY. Risk of breast cancer in women with non-lactational mastitis [J]. Sci Rep, 2019, 9 (1): 15587.

[48] LIMAIEM F, KHADHAR A, HASSAN F, et al. Coexistence of lobular granulomatous mastitis and ductal carcinoma: A fortuitous association?

[J]. Pathologica, 2013, 105 (6): 357-360.

[49] HANDLEY WS. Chronic mastitis and breast cancer [J]. Br Med J, 1938, 2 (4045): 113-138.

[50] MAZLAN L, SUHAIMI S N, JASMIN S J, et al. Breast carcinoma occurring from chronic granulomatous mastitis [J]. Malays J Med Sci, 2012, 19 (2): 82-85.

[51] MAZLAN L, SUHAIMI S N, JASMIN S J, et al. Breast carcinoma occurring from chronic granulomatous mastitis [J]. Malays J Med Sci, 2012, 19 (2): 82-85.

[52] UYSAL E, SORAN A, SEZGIN E. Factors related to recurrence of idiopathic granulomatous mastitis: What do we learn from a multicentre study? [J]. ANZ J Surg, 2018, 88 (6): 635-639.

[53] YILMAZ TU, GUREL B, GULER SA, et al. Scoring idiopathic granulomatous mastitis: An effective system for predicting recurrence? [J]. Eur J Breast Health, 2018, 14 (2): 112-116.

[54] 蒋思韵, 万华. 清化痰湿联合外治法治疗粉刺性乳痈 [J]. 吉林中医药, 2016, 36 (6): 583-585.

[55] 程亦勤, 陈红风, 刘胜, 等. 中医药治疗浆细胞性乳腺炎脓肿及瘘管期 149 例 [J]. 辽宁中医杂志, 2005 (6): 507-508.

[56] 朱华宇, 司徒红林, 吴元胜. 肉芽肿性乳腺炎中医综合治疗与手术治疗的回顾性队列研究 [J]. 时珍国医国药, 2014, 25 (3): 635-637.

[57] UYSAL E M. Response to re: Factors related to recurrence of idiopathic granulomatous mastitis: What do we learn from a multicentre study? [J]. ANZ Journal of Surgery, 2020, 90 (7-8).

[58] LIN C, HSU C, TSAO T, et al. Idiopathic granulomatous mastitis associated with risperidone-induced hyperprolactinemia. [J]. Diagnostic Pathology, 2012, 7 (1).

[59] NIKOLAEV A, BLAKE CN, CARLSON D L. Association between hyperprolactinemia and granulomatous mastitis. [J]. The Breast Journal, 2016, 22 (2).

[60] MICHAEL C, VINCENT CCC, JIANNAN W, et al. Idiopathic granulomatous mastitis: a 10-year study from a multicentre clinical database [J]. Pathology, 2018, 50 (7).

[61] SALEHI M, SALEHI H, MOAFI M, et al. Comparison of the effect of surgical and medical therapy for the treatment of idiopathic granulomatous mastitis. [J]. Journal of Research in Medical Sciences: the Official Journal of Isfahan University of Medical Sciences, 2014, 19 (Suppl 1).

[62] ILLMAN J E, TERRA S B, CLAPP A J, et al. Granulomatous diseases of the breast and axilla: Radiological findings with pathological correlation. [J]. Insights into Imaging, 2018, 9 (1).

[63] BROWNSON KE, BERTONI DM, LANNIN DR, et al. Granulomatous lobular mastitis-another paradigm shift in treatment [J]. Breast J, 2019, 25 (4): 790-791.

[64] BELLAVIA M, DAMIANO G, PALUMBO V D, et al. Granulomatous mastitis during chronic antidepressant therapy: Is it possible a conservative therapeutic approach? [J]. J Breast Cancer, 2012, 15 (3): 371-372.

[65] YAGHAN R, HAMOURI S, AYOUB N M, et al. A proposal of a clinically based classification for idiopathic granulomatous mastitis [J]. Asian Pac J Cancer Prev, 2019, 20 (3): 929-934.

[66] AL-JARRAH A, TARANIKANTI V, LAKHTAKIA R, et al. Idiopathic granulomatous mastitis: Diagnostic strategy and therapeutic implications in Omani patients [J]. Sultan Qaboos Univ Med J, 2013, 13 (2): 241-247.

[67] AGRAWAL A, PABOLU S. A rare case of idiopathic granulomatous mastitis in a nulliparous Woman with hyperprolactinemia [J]. Cureus, 2019, 11 (5): e4680.

[68] GAUTIER N, LALONDE L, TRAN-THANH D, et al. Chronic granulomatous mastitis: Imaging, pathology and management [J]. Eur J Radiol, 2013, 82 (4): e165-e175.

[69] PISTOLESE C A, Di TRAPANO R, GIRARDI V, et al. An unusual case of bilateral granulomatous mastitis [J]. Case Rep Radiol, 2013, 2013: 694697.

[70] MOHAMMED S, STATZ A, LACROSS J S, et al. Granulomatous mastitis: A 10 year experience from a large inner city county hospital [J]. J Surg Res, 2013, 184 (1): 299-303.

[71] GUPTA N, VATS M, GARG M, et al. Bilateral idiopathic granulomatous mastitis [J]. BMJ Case Rep, 2020, 13 (8).

第十一章

非哺乳期乳腺炎典型病例介绍

一、病例 1

病史回顾

患者，女，38 岁，未婚未育。

[家族史] 无。

[既往史] 无特殊。

[主诉] 左乳肿痛反复发作 2 月余，皮红 1 周。

[临床表现与查体] 患者 2 个月前出现左乳肿块，伴疼痛，无发热。1 周前出现左乳乳晕处皮色发红溃破，伴发热。

双乳不对称，左乳较右乳稍大。左乳头 II° 凹陷，左乳上方可触及肿块大小约 15 cm×13 cm，肿块累及乳头乳晕后方，左乳外上乳晕处皮暗红 4 cm×3 cm，中有针尖样溃破。

[辅助检查] 乳腺超声：左乳头后方导管扩张，左乳乳晕后方及左乳外上多个囊实性回声结节，形态不规则，边界尚清。考虑炎性可能大（BI-RADS Ⅲ 类）。

乳腺多 b 值弥散以及动态对比 MRI 增强：① 左乳外上象限异常强化影，BI-RADS Ⅲ 类（炎性改变伴多发小脓肿形成）。② 左侧乳后间隙轻度水肿，腋窝淋巴结增大（图 11-1-1、图 11-1-2）。

空芯针穿刺病理：（左乳）乳腺小叶周围及纤维间质内见淋巴细胞、浆细胞及中性粒细胞浸润，倾向炎性病变。

[实验室检查] 血常规：白细胞计数 10.58×10^9 / L ↑，中性粒细胞 % 74.10%。

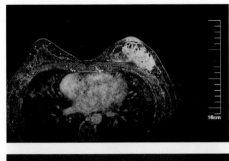

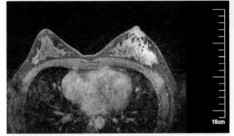

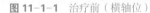

图 11-1-1　治疗前（横轴位）

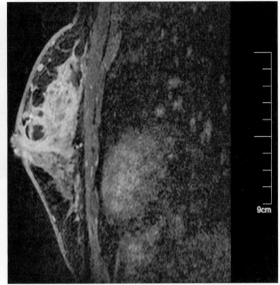

图 11-1-2　治疗前（矢状位）

C 反应蛋白（CRP）：7.50 mg / L。红细胞沉降率 67.0 mm / h↑。

脓液细菌培养：阴性。

[治疗] 中药：疏肝清热法，药用柴胡 12 g，牡丹皮 15 g，赤芍 15 g，炒栀子 12 g，白花蛇舌草 15 g，黄芩 9 g，蒲公英 15 g，金银花 15 g，连翘 15 g。每日 1 剂，两煎取汁 400 mL，分 2 次温服。

外治：金黄膏外敷。

治疗 2 周后，患者自诉：服药后次日热退，左乳疼痛明显好转，左乳较右乳增大好转。治疗 1 周后，左乳晕处及左乳外上分别出现破溃流脓。用和营托毒法，上方加当归 10 g，皂角刺 12 g，白芷 12 g，外用红油膏纱条引流加金黄膏外敷。

3 个月后患者左乳溃口愈合，疼痛消失，原肿块处有腺体僵硬，用生黄芪 15 g，白术 12 g，茯苓 12 g，当归 12 g，浙贝母 12 g，丹参 15 g。

6 个月后肿块消失，复查乳腺增强 MRI 提示双侧乳腺纤维囊性改变，BI-RADS Ⅱ类（图 11-1-3、图 11-1-4）。

[随访] 随访 1 年，未复发。

[病例讨论] 非哺乳期乳腺炎归属于中医学"粉刺性乳痈"的范畴，中药是临床治疗该病的药物治疗选择之一，临床疗效显著。基于患者局部和全身的症状和体征，从而确立临床立法、处方、遣药，采用辨证论治结合分期辨治，随证加减，具有多样性和

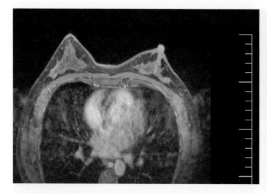

图 11-1-3　治疗后（横轴位）

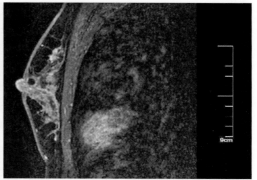

图 11-1-4　治疗后（矢状位）

针对性。

　　结合该例患者症状、体征，辨为肝胃郁热证，采用内服法以疏肝清热为主，外治法以药物疗法中的油膏金黄膏外敷，次日即热退，2 周后左乳疼痛及肿胀明显好转。继续治疗1 周后，脓成并自行破溃，则加透托法，使脓出更畅，乳房肿块逐渐缩小、变软。3 个月后疼痛消失，溃口愈合，原肿块处有腺体僵硬，乃余毒未清，用扶正软坚法。6 个月后肿块消失，MRI 提示炎症已除。随访 1 年未见复发。

　　中药治疗非哺乳期乳腺炎临床重在辨证型和分期，需结合临床特点辨证论治、因人制宜，根据标本缓急，针对主要矛盾选择相对应的治法治则，可快速、有效改善临床症状，缓解病程进展，以达到疾病治愈的目的。辨证论治主要包括四大治则：疏肝清热，常用柴胡清肝汤；清化痰湿，常用黄连温胆汤；和营托毒，常用透脓散、托里消毒散；温阳散结，常用阳和汤，此外还包括健脾除湿、疏风散热等。分期辨治则分为溢液期、肿块期、脓肿期、瘘管期及多型并存期，溢液期和肿块期主要的治法包括清热、温通、化痰、行气等；脓肿期和瘘管期重在透脓、托毒、益气、养血等。

二、病例 2

病史回顾

患者，女，32 岁。

［家族史］无。

［既往史］无特殊。

［生育史］4 年前产下一子，1-0-1-1。

［主诉］右乳肿块伴疼痛 3 月余，溃破 2 个月。

[临床表现及体检] 3个月前出现右乳晕下方肿块，局部皮温、皮色不变，按之疼痛，无发热。外院抗生素治疗后乳房肿痛稍有好转。2个月前查乳腺MRI示右乳下方不规则肿块影，大小约7.1 cm×3 cm×4.4 cm，BI-RADS 4。于外院行右乳肿块粗针穿刺。病理：乳腺病，伴大量急慢性炎细胞浸润，符合炎症性改变。后右乳肿块溃破，流出浆液性液体，溃口未愈合，肿痛仍有。2个月前出现左下肢结节性红斑，压痛明显，无发热、咳嗽等其他症状。体格检查：双乳不对称，右乳较左乳稍大，双乳头颈短，双乳头无凹陷。右乳下方累及乳晕可触及一个肿块，大小约16 cm×8 cm，质地偏硬，边界欠清，活动度差，轻压痛。右乳内下可见两处局部皮色暗红，范围分别约3 cm×2 cm、2 cm×2 cm，皮温正常，波动感明显。右乳头下方乳晕处可及局部波动感，皮色、皮温正常。右乳外侧距乳头5 cm处有一穿刺口，已结痂。左乳无殊，ALN（−）。左下肢胫前可见1枚红斑，大小约2 cm×1 cm（图11-1-5、图11-1-6）。

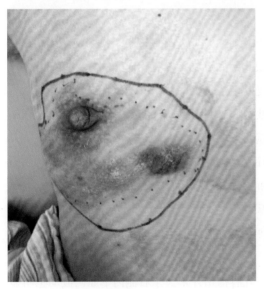

图 11-1-5　乳房表现

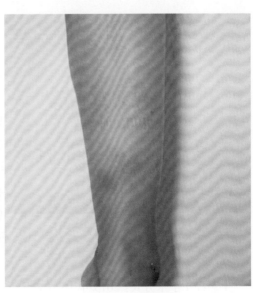

图 11-1-6　左下肢红斑

[辅助检查] 2013年10月7日超声检查：右乳3～10点钟位见低至无回声区，呈网状分布，透声差见密集点状等回声，加压后可形变，内部可见点状回声缓慢移动，其沿4、5、9点钟方位走向皮下，最深处位于4～5点钟方位，深约21 mm，6～8点钟方位潜行至胸大肌前方，CDFI示周围及其间腺体血流较丰富（图11-1-7）。2013年10月7日乳腺MRI：右侧乳腺见片块状异常信号影伴周围皮肤增厚，脓肿形成，右乳乳腺导管扩张，右腋区淋巴结增大（图11-1-8）。

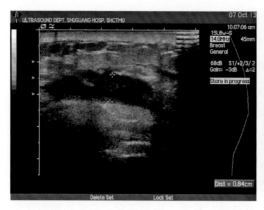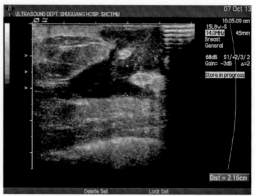

图 11-1-7　乳腺超声

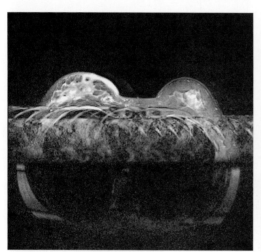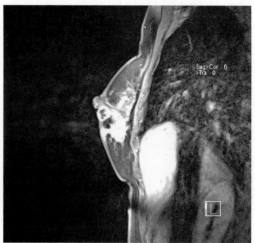

图 11-1-8　MRI 表现

［治疗］手术方式：2013 年 10 月 8 日行右乳盾构切开术。于右侧内下原两波动感明显处、右乳头下方乳晕处、右乳外侧原穿刺口处分别作一弧形切口，分别长约 3 cm、2 cm、2 cm、2 cm（图 11-1-9），切开皮肤即见少量脓血性物质流出，并见暗红色坏死组织，刮匙刮除坏死组织。沿着窦道壁清除脓腔内坏死组织，打通脓腔间的纤维间隔使 4 个引流口于腺体层相通。术后病理:（右乳）肉芽肿性乳腺炎。术后外治法：每日予红油膏纱条引流，直至伤口愈合（图 11-1-10）。

中药内治法：术前疏肝清热、活血消肿，采用柴胡清肝汤加减，因患者下肢红斑，加虎杖 15 g，忍冬藤 15 g，鸡血藤 12 g。术后益气扶正、和营托毒，采用托里消毒散加减。内服中药至伤口愈合后 3 个月。

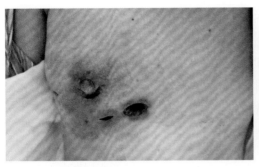

图 11-1-9　手术切口

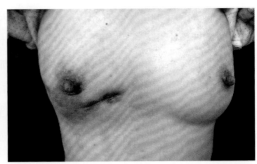

图 11-1-10　伤口愈合

[随访] 术后 7 年未复发。

2021 年 2 月门诊随访，右乳无疼痛，未触及肿块（图 11-1-11）。

[病例讨论] 本患者属于复杂性非哺乳期乳腺炎脓肿期，治疗上采用盾构切开术和中药内服进行治疗。术后随访 7 年未出现复发，且乳房外形变化小。

盾构切开术的切口选择主要是依据术前 MRI、B 超定位乳房脓肿。患者体位确

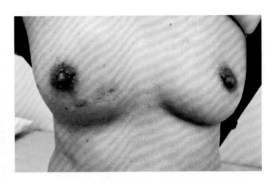

图 11-1-11　随访

定后，应用 B 超探查脓肿，寻找离脓肿垂直距离最近点，以此为中点，在乳房表面作一切口，方向沿乳房皮纹，切口的长度视脓肿大小、位置、拟切除标本大小而定，一般长 1～5 cm 即可。本例患者依据脓肿位置选择了 4 个手术切口。在手术过程中适当清除脓腔内坏死组织，避免软组织的过多破坏导致出血量增加。打通脓腔内纤维间隔使各引流口相通，以保证引流通畅。若纤维间隔坚硬较厚，则宜作钝性分离，以免损伤正常腺体组织。并在乳头后方切除病变组织后，松解挛缩的纤维索带，松解乳头，必要时应用腺体皮瓣填充矫形。

盾构切开术主要是使乳房内脓血得以外泄，减轻肿胀之势，不需要切除所有肉眼可见的病变组织，这样腺体破坏减少，出血量也明显减少，对机体的影响较小。并且由于切口选择在溃破口、脓肿累及皮下及近乳头处，可大大降低手术对乳房造成的损害和外形改变。从乳房外形上看，本法治疗痊愈后瘢痕比较小，乳房变形亦小，说明盾构切开法可有效保护乳房原有的外形。因此，与传统扩创引流术相比具有"微创性"。

盾构切开术适用于亚急性期或慢性期、病变范围波及两个以上象限的复杂性难治性非哺乳期乳腺炎。因此，临床医生对患者的术前病情评估、恰当的手术时机选择、熟练的手

术经验和技术是充分发挥盾构切开术治疗的关键。

该患者整个病程中采用了中药内治法。术前乳房结块伴红肿疼痛，伴有下肢结节性红斑，予疏肝清热，和营消肿，以柴胡清肝汤加虎杖、忍冬藤、鸡血藤。术后脓液稀少，伴神疲乏力、面色无华、食欲不振等，用托里消毒散。

因此，对于复杂性的非哺乳期乳腺炎，选择盾构切开术治疗可以减少手术创伤及复发率，保护乳房的外形，同时内治中药可明显缩短病程、减少复发。

三、病例 3

病史回顾

患者，女，34 岁，已婚未育。

[家族史] 无。

[既往史] 无特殊。

[主诉] 左乳肿块进行性增大，伴疼痛 8 月余。

[现病史] 患者 2011 年出现左乳肿块，伴疼痛，肿块呈进行性增大。外院查双乳超声提示左乳内见 36 mm×12 mm 低回声区，边界不清，有包膜，血供不丰富（图 11-1-12）。双乳 MRI 增强显示 T_1 呈等信号，T_2 呈高信号，DWI 明显呈高信号，动态增强后持续强化，增强晚期右乳见斑片状、结节状延迟强化灶，考虑炎症（图 11-1-13）。予多次行左乳肿块粗针穿刺，病理均提示炎症。经保守治疗 6 个月，未见好转。

[体检] 左乳较右乳大，左乳头先天性"一"字形凹陷，挤压未见分泌物。左乳中央区累及乳头后方可触及一肿块大小约 9 cm×12 cm，质地中等，边界欠清，皮温、皮色正常，轻度压痛，皮粘（－），ALN（－）（图 11-1-14）。

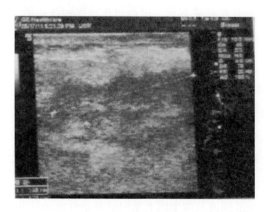

图 11-1-12　乳腺超声

[辅助检查] 2011 年 8 月乳腺 MRI：T_1 呈低信号，T_2 抑脂呈高信号，边界清晰，增强后病灶区明显强化，内见散在多个条片状及类圆形低密度影（图 11-1-15）。

2011 年 8 月空芯针穿刺：左乳外上 1 点位距乳晕 3 cm 处穿刺，针斜向进皮，深达腺体肿块组织，穿刺出组织约 0.2 cm×0.2 cm，另见暗红色液体及血凝块。

穿刺病理：见少量乳腺组织伴胶原纤维化，间质灶区急慢性炎症细胞浸润。

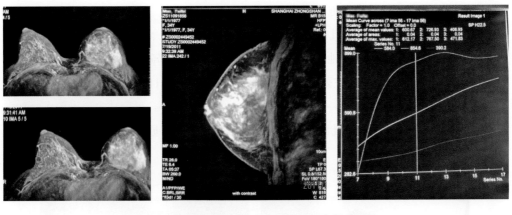

图 11-1-13　2011 年 7 月 MRI 表现

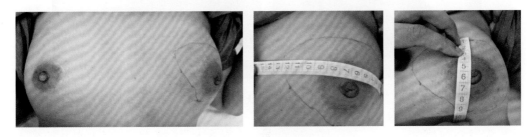

图 11-1-14　乳房表现

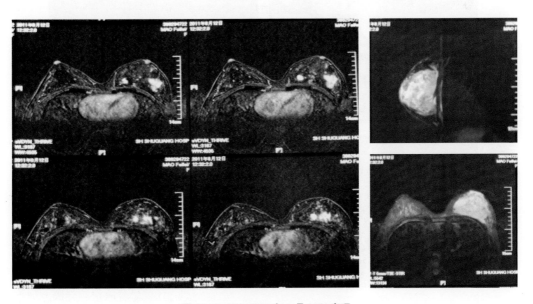

图 11-1-15　2011 年 8 月 MRI 表现

细胞学涂片：未见肿瘤细胞。

[治疗] 2011年8月行左乳象限切除术，术中见左乳外上、外侧连及乳头后方、下方腺体层夹杂大量脂肪组织，质地偏韧，呈灰红色变性，其中部分导管含淡黄色脂渣样分泌物（图11-1-16）。病理示（左乳）原发性血管肉瘤Ⅱ级（图11-1-17）。再行左乳单纯切除术。

[随访] 该患者3年后右乳出现肿块，病理诊断:（右乳）原发性血管肉瘤，再行右乳单纯乳房切除术。

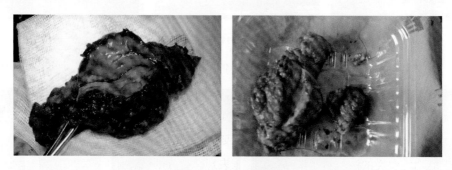

图 11-1-16   大体标本

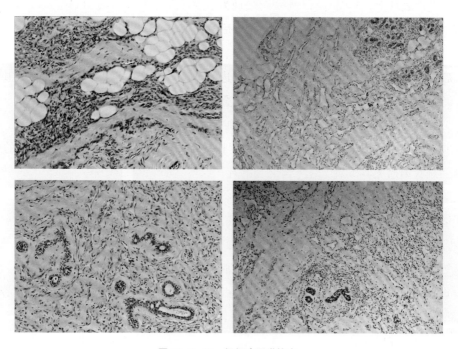

图 11-1-17   组织病理学检查

[病例讨论] 非哺乳期乳腺炎肿块期与乳腺恶性肿瘤在临床表现、超声及影像学表现上都极为相似，容易造成误诊。中国误诊疾病数据库收录2005—2012年发表在中文医学期刊的乳腺癌误诊文献共66篇，病例总数2 224例，总误诊例数757例，其中乳腺炎在误诊疾病中居第三位。

在临床表现上，非哺乳期乳腺炎及乳腺癌均以乳房肿块为首发症状，常为单侧发病，两者所表现的乳房肿块均边界不清，质地偏硬，活动度较差，而非哺乳期乳腺炎常伴有压痛，乳房皮肤出现红肿、增厚粘连，肤温升高，部分患者皮肤破溃、流脓，形成窦道；乳腺癌患者也会出现皮肤的改变，最常见的是肿瘤侵犯连接乳腺皮肤和深层胸肌筋膜的Cooper韧带，牵拉相应部位的皮肤出现皮肤粘连及肿块的固定；癌细胞阻塞淋巴管时乳房皮肤增厚水肿，出现"橘皮样改变"。同时，两种疾病均可出现乳头内陷。当病灶位于或接近乳头深部，可引起乳头回缩。当病灶侵犯乳头后方大导管而短缩时，也可引起乳头回缩或抬高。此例患者为乳房原发性血管肉瘤，临床多表现为迅速增长的乳房肿块，可伴乳房的疼痛，并且有1/3的患者会出现皮肤颜色的改变。此例患者临床表现为进行性增大的肿块伴疼痛，这些临床表现与以肿块为主要表现的非哺乳期乳腺炎极为相似。因此，对于非哺乳期乳腺炎的诊断不能仅仅依靠临床表现，还需要结合其他超声、影像及病理学的检查。

在超声表现上，非哺乳期乳腺炎可表现为多发或融合的不均匀低回声区伴不同程度血流信号，边缘欠清，内部伴条状回声结构，后方回声可增强。乳房原发性血管肉瘤的超声表现缺乏特征性表现，多为巨大的境界不清、形态不规则、回声不均质、富血流信号的肿块，后方回声无衰减。此例患者超声表现为边界不清、回声欠均匀的低回声区，血供不丰富。两者在超声上的表现存在一定程度的重叠，难以鉴别。

对于乳房X线检查表现，乳房原发性血管肉瘤和非哺乳期乳腺炎的X线检查结果通常是非特异性的。由于年轻女性的乳房密度较高，乳房X线检查常常会忽略局部的病灶；低级别血管肉瘤尤其如此。在三分之一的乳房原发性血管肉瘤病例中，乳房X线检查可能显示完全正常，只有少量的皮肤增厚。肿物的形状可以是圆形或椭圆形或不规则，边缘界限清楚或模糊。一些病例可能表现为局灶不对称并伴有粗钙化。本例患者由于年纪较轻，考虑X线检查对乳房造成可能的伤害及其有限的诊断价值，故未行X线检查。

磁共振成像对鉴别非哺乳期乳腺炎与乳腺癌具有一定价值，同时，也更适合血管肉瘤这类软组织肿瘤的检查。乳房血管肉瘤在MRI上的表现包括弥漫性皮肤增厚、水肿、包块和异常的实性强化，T_2加权成像呈高信号，早期明显增强。大肿块在T_1和T_2加权成像都呈高信号，肿块内信号强度不均匀，可能与发生坏死、囊性变和出血有关。另外，乳房原发性血管肉瘤也可以表现为多灶或弥漫性的非肿块样增强，边界不清。各种类型的TIC

曲线均可见，与血管肉瘤的分化有关。分化良好的血管肉瘤毛细血管网丰富，管腔完整。造影剂需要较长时间才能通过肿瘤并被冲洗掉。因此，曲线处于持续增强或平稳状态。低分化肿瘤的主要成分是分散的恶性血管内皮细胞。缺乏毛细血管网和管腔不完整导致造影剂易于快速冲洗。本例患者的乳腺 MRI 检查显示 T_1 呈等／低信号，T_2 呈高信号，DWI 明显呈高信号，动态增强后持续强化，增强晚期左乳见斑片状、结节状延迟强化灶，结论为左乳弥漫性病变，考虑炎症。非哺乳期乳腺炎 MRI 也大多表现为 T_2WI 的高信号，早期强化，时间强度曲线呈持续性和平稳性，DWI 中央高信号。虽然文献研究中有多例关于 MRI 诊断乳腺血管肉瘤的报道，但由于发病率低，其影像学表现与炎症又极其相似，导致一般的影像学医生对其明确诊断有局限性。

空芯针乳腺穿刺活检是临床常用的诊断方法，但即使是反复多次的空芯针穿刺病理诊断仍存在一定的局限性。据报道经皮穿刺活检的假阴性率为 37%。一方面，由于肿瘤以及炎性病灶的血供均相对丰富，粗针活检可导致大量出血，使术前组织学活检较难明确诊断。另外，对于病变范围较大的患者，穿刺活检难以获得足够的标本，不能反映病变全貌，对病理医生诊断水平要求较高，临床诊断存在一定局限性。

综上所述，乳腺原发性血管肉瘤是罕见的间叶细胞来源的恶性肿瘤，临床与影像学检查一般无特异性，分化好的血管肉瘤易误诊为炎性改变或良性肿瘤。因此，当临床症状、超声及影像学表现、甚至粗针穿刺病理均考虑为非哺乳期乳腺炎的患者，若经保守治疗效果不明显时，需由经验丰富的影像学医生进一步阅片，排除其他病变可能。同时建议将肿块完整切除后由有经验的病理医师确诊。

（冯佳梅　高晴倩　瞿文超）